蜂蜡疗法

李海燕　任迪维　徐峰　著

全国百佳图书出版单位
中国中医药出版社
·北京·

图书在版编目（CIP）数据

蜂蜡疗法 / 李海燕，任迪维，徐峰著 . —北京：
中国中医药出版社，2023.3
ISBN 978 – 7 – 5132 –7843 –0

Ⅰ . ①蜂… Ⅱ . ①李… ②任… ③徐… Ⅲ . ①蜂蜡—
外用药（中药）Ⅳ . ① R286

中国版本图书馆 CIP 数据核字（2022）第 192083 号

中国中医药出版社出版

北京经济技术开发区科创十三街 31 号院二区 8 号楼
邮政编码　100176
传真　010-64405721
河北品睿印刷有限公司印刷
各地新华书店经销

开本 880×1230　1/32　印张 6.5　字数　143 千字
2023 年 3 月第 1 版　2023 年 3 月第 1 次印刷
书号　ISBN 978 – 7 – 5132 –7843 –0

定价　50.00 元
网址　www.cptcm.com

服 务 热 线　010–64405510
购 书 热 线　010–89535836
维 权 打 假　010–64405753

微信服务号　zgzyycbs
微商城网址　https://kdt.im/LIdUGr
官 方 微 博　http://e.weibo.com/cptcm
天猫旗舰店网址　https://zgzyycbs.tmall.com

如有印装质量问题请与本社出版部联系（010-64405510）

前言

巧用穿越千年的技法排除体内寒湿

蜂蜡疗法，历史悠久，近年来，随着医疗水平的不断提升及蜜蜂产业的发展，加之国家大力提倡发展中医药，蜂蜡疗法借助现代生物科技、先进生产技术及现代化的刷蜡辅助工具，为消除亚健康提供了一条有效途径。

本书系统规范地梳理了蜂蜡疗法相关内容，将中医按摩理论有机地与蜂蜡应用的临床实践相结合，详细论述了蜂蜡疗法的起源、治病机理，及在骨科、外科、内科、神经科、皮肤科等各科疾病上的临床应用，对当前慢性病尤其是以寒湿及不规律生活引起的各类现代亚健康人群有良好的调理效果。

中医理论，尤其是经络理论实践以及寒湿痹证理论是蜂蜡疗法的理论基础。在此基础上，结合中医学对疾病的证候进行分析，明确病因病机，通过辨证论治，形成配穴或治疗部位处方，从而达到防病治病的目的。因此，本书在总结归纳蜂蜡疗法相关理论实践中大量采纳了中医理论，形成本书上篇，为下篇蜡疗临床应用打下基础，并将难懂的医学知识以通俗易懂的语言进行有效的"翻译"与"解释"，方便读者理解与实践。

值得注意的是，蜂蜡疗法易掌握，且副作用小，但并不是说可以包治百病，适用于所有人群。需要调理的人群需要结合自身情况，在专业人士的指导下进行。

李海燕

2022 年 11 月

目录

上篇

蜂蜡疗法概论

第一章 蜂蜡疗法渊源

一、蜂蜡疗法的定义

蜂蜡是工蜂蜡腺分泌的一种油脂状物质。工蜂腹部第 4~7 节腹面各有一对蜡腺，蜡腺分泌的蜡液在腊镜上凝结成蜡片。13~18 日龄的工蜂会分泌蜡液，蜂蜡的熔点为 62~67℃。蜂蜡疗法是指将蜂蜡加热熔解后涂敷于患处，将热量传入机体，发挥机械压迫等作用，通经脉，调气血，从而达到治疗疾病的一种集药物、穴位刺激，温热疗法，中药透皮吸收为一体的物理疗法。

蜂蜡疗法是在中医基础理论的指导下，对疾病的证候进行分析，明确病因病机，通过辨证论治，形成配穴或治疗部位处方，从而达到防病治病的目的。

二、蜂蜡疗法历史沿革

蜂蜡疗法有着悠久的历史，多部古医籍中都有对蜂蜡疗法的相关记载。晋唐时期的蜂蜡疗法已十分盛行，比 1909 年法国萨托福倡导的石蜡疗法要早一千多年。

唐·孙思邈的《千金翼方·敷贴第八》中述："松脂贴主痈疽肿方。先以火暖铜铙令热，以蜡拭铙使通湿，锉松脂令破内铙中，次下脂。"

宋·唐慎微集成的《经史证类备急本草》，收载葛洪、孙思邈用蜂蜡治疗瘰病的方法，并详述唐·刘禹锡《传信方》中的蜂蜡疗法。

明·李时珍的《本草纲目》中曾有记载:"用蜡二斤,于悉罗中熔,捏作一兜鍪,势可合脑大小,搭头致额,其病立止也。于破伤风湿、暴风身冷、脚上冻疮……均有奇效。"

其中,清代外科专家祁坤《外科大成·黄蜡灸法》述:"凡痈疽发背、诸毒恶疮……悬蜡上烘之。令蜡化至滚,再添蜡屑,随化随添,以井满为度。皮不痛者毒浅,灸至知痛为度。皮痛者毒深,灸至不知痛为度。"对蜂蜡疗的操作方法及适应证等进行了较全面的载述。

蜂蜡疗法,古已有之,但由于受技术条件、资源和认识等的限制,蜂蜡疗法没有像针灸、推拿那样形成规模,为人们所熟知。随着现代科技的进步,蜂蜡疗法已趋于完善,且该治疗方法有治疗时间短、见效快、收效长的特点,更重要的是它采用外敷法,这种透皮吸收之法可消除胃肠的首过效应,更无损伤脾胃之弊,因而越来越受到患者的青睐。

目前,除了在医疗机构有蜂蜡疗法,很多美容、疗养、理疗等机构都开设了蜂蜡治疗项目,并受到广大医务工作者和消费者的喜爱。蜂蜡疗法今后的发展之路一定会向着医疗和家庭保健两条途径发展得越来越好。

第二章 蜂蜡疗法基本原理

一、中医学原理

蜂蜡疗法是中医外治疗法中的一种，根据脏腑、经络学说，运用四诊八纲等理论来进行临床治疗，具有温经散寒、活血化瘀等作用。

（一）温经散寒通络

温经散寒通络是蜂蜡疗法的主要功效，临床中常见疼痛、麻木、拘挛类的疾病，很多是由于寒邪入侵机体，使寒凝血瘀、气滞血行不畅，符合中医理论中的"不通则痛"。这种寒性疾病要用"热"的方法来治疗。蜂蜡疗法正是用它温热的特性来达到温经散寒通络的治疗目的。故蜂蜡疗法可用于治疗寒邪引起的痹证、腹痛、痛经等疾病。

（二）活血化瘀消肿

蜂蜡疗法具有"热"的特性，因此可促进或加快人体内气血的运行。正常人体内气血运行有序，当人体感受外邪后，机体局部气血运行受阻，经过一段时间形成瘀血、痰湿等病理产物，使人体感到疼痛、肿胀等不适，这时在患处进行蜡疗，可起到活血化瘀消肿的作用。临床上，蜂蜡疗法可用于人体各处外伤等引起的血瘀、肿胀。

（三）祛风健脾除湿

风为百病之长，人体正气不足之时很容易受风邪的侵袭，造成游走性疼痛、经络闭阻不通等疾病；此外，人久居潮湿之地或脾虚运化不利也会造成湿邪侵袭人体。治疗均当祛风健脾除湿。蜂

4

蜡疗法运用此原理来治疗面瘫、风湿性关节炎及类风湿关节炎等疾病。

二、西医学原理

蜂蜡是一种复杂的有机化合物,其主要成分是高级脂肪酸和一元醇所合成的酯类、脂肪酸和糖类,具有很多优良的特性。

(一)蓄热性能

由于蜂蜡有热容量大、导热性小和近于不对流的性质,因而有很好的蓄热性能。敷蜡 15 分钟时,皮温可升高 8~12℃。并且蜂蜡疗法的蓄热性能可使患者耐受较高温度而没有灼烫感,有舒适的温热感。蜡敷后患者局部毛细血管明显扩张,血流量增加,血流速度加快,局部组织新陈代谢活跃,再生过程加快,使挛缩的肌腱软化松解,从而达到扩大关节活动度、降低肌张力的作用。

(二)机械压迫作用

由于蜂蜡有良好的可塑性与黏滞性,当其与皮肤接触时,可促使温热向深部组织传递。随着蜡温降低,体积缩小,蜂蜡具有机械压迫作用,对防止瘢痕增生起到一定作用,减轻疼痛,消散水肿,从而改善功能。

(三)软化作用

蜂蜡中的糖类能刺激上皮生长,促进创面愈合,同时具有止痛和促进再生的效果。因此,蜂蜡对瘢痕组织及肌挛缩有较强的软化作用。

第三章 蜂蜡疗法使用产品及用具

一、蜂蜡疗法产品明细

（一）蜂蜡块

蜂蜡块采用天然纯蜂蜡，特点是热容量大、导热率低、密封性能好、散热慢、保温时间长。贴近皮肤的蜡液可迅速凝结，阻止热向皮肤迅速传导，因而即使蜡液在60℃治疗也不致灼伤肌肤。蜂蜡具有良好的可塑性、黏滞性和热胀冷缩性能，故能密切贴于体表皮肤。随着热能的扩散和冷却，蜂蜡逐渐变硬，其体积可缩小10%~20%，因而对组织产生轻度的机械压迫作用。蜂蜡成分中除了一元酯外，还包括具有生理活性的游离酸、游离醇、胡萝卜素、黄酮类化合物等。蜂蜡疗法过程中也涉及化学作用，对于润泽皮肤和促进创面上皮再生有良好效果。

（二）蜂蜡布

蜂蜡布是以纯棉布为材质，不同部位采用不同中草药方浸泡后，再浸蜂蜡制成。蜂蜡布在蜂蜡疗法中作为皮肤与蜂蜡之间的介质，蜡液一层层通过蜡布将热量与有效挥发物质渗透入身体，形成一个热疗空间，将温度和药物层层渗透入肌肤，起到灸疗和药疗效果。后期随着蜂蜡慢慢冷却，体积缩小对局部产生压缩，蜡布内的热量及有效物质也会受挤压促使其向深部传递并强烈渗透于人体内，直达病所，快速缓解症状。

（三）中草药乳膏

中草药乳膏是蜂蜡疗法的重要一环，在敷蜡布之前涂于肌肤表面，用来打通肌肤吸收通道，改善肌肤代谢，促进血液循环，利于刷蜂蜡时将温度及蜂蜡布上的中草药渗透进肌肤腠理，起到更好的蜂蜡疗作用效果。

（四）草本精华素

草本精华素是针对面部蜂蜡疗的一款产品，在敷蜂蜡布之前用于面部肌肤。其含有蜂胶、蜂王浆、大叶海藻提取物、烟酰胺、当归提取物、白及根提取物、燕麦提取物、牛油果提取物、芦荟提取物等成分，具有美白、滋养肌肤，补水，淡化细纹等作用。

二、蜂蜡疗法用具

恒温熔蜡机、蜡布塑形恒温柜、电热毯、刷子等。

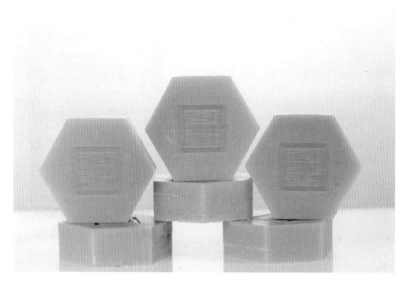

蜂蜡块

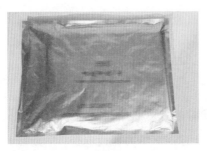

蜂蜡体膜

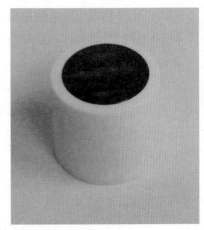

蜂蜡御乳

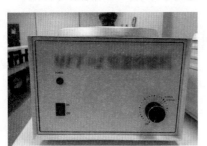

恒温熔蜡机

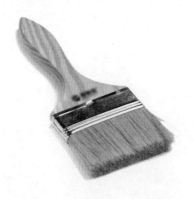

刷子

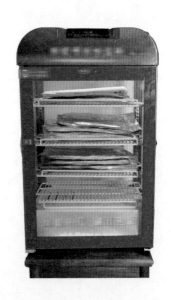

蜡布塑形恒温柜

第四章 蜂蜡疗法操作技术规范

一、操作前准备

（一）说明

为了取得体验者的积极配合，在蜂蜡理疗前，应向体验者进行必要的说明，包括蜂蜡理疗过程中温度的逐步适应，理疗过程中可能会出现的大汗出、皮肤发红等现象，疗程、预后情况等，尤其对初次体验者更加必要，以免患者产生恐惧心理，或不愿意接受本疗法，或不能连续理疗而影响效果。

（二）消毒

对蜂蜡理疗操作间、非一次性用品、用具（如美容床、褥子、被子、毛巾、浴巾等）做好消毒、除菌。

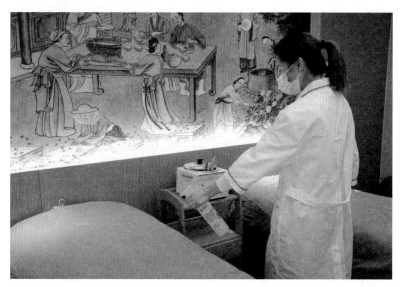

消毒

9

（三）检查

蜂蜡理疗前必须仔细检查一下理疗工具，如刷蜡的刷子、恒温熔蜡机、蜂蜡体膜、蜡布塑形恒温柜等是否完好，经检查合格后方可使用。

（四）蜂蜡块熔解

将规定的蜂蜡块按标准放入恒温熔蜡机中，面部蜂蜡块温度调至"第二使用温度"字样处，局部和全身蜂蜡块调整至"第六使用温度"字样处即可。

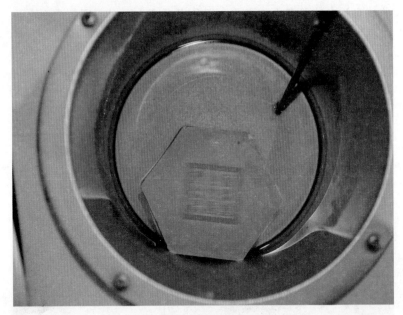

蜂蜡块熔解

（五）蜂蜡体膜加热

将规定部位的蜂蜡体膜放入蜂蜡体膜恒温柜中，温度调整至标准度数即可。

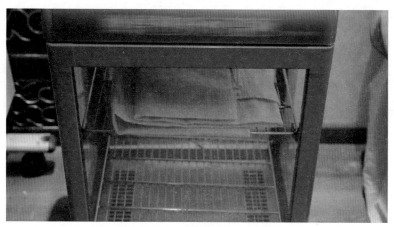

蜂蜡体膜加热

（六）体位选择

指导体验者选取适当的体位，以便于进行蜂蜡理疗。操作人员也要选择适当的位置，以免影响理疗效果。

（七）环境要求

操作间温度控制在27~33℃之间，避开吹风口，操作时房间不能使用空调、风扇等制冷物品；可适当播放轻音乐，避免环境嘈杂；美容床铺排整洁卫生，勤通风、消毒。

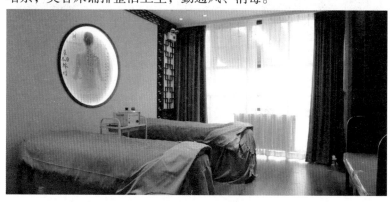

环境要求

二、蜂蜡疗法操作步骤

（一）疏通经络，打开皮肤通道

将草本蜂乳均匀涂抹于肌肤表面，并进行经络手法的疏通，可采用按摩、推拿等方式，待草本蜂乳被肌肤充分吸收即可。

（二）敷膜

将加热好的蜂蜡体膜根据顾客体形轻放至顾客身上并根据身体形态进行包裹、塑形。

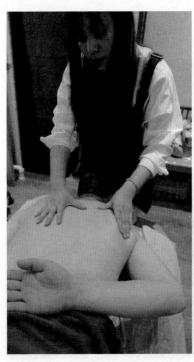
疏通经络

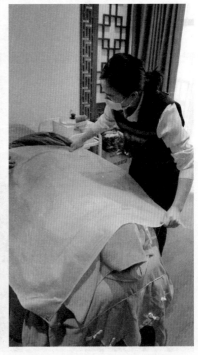
敷膜

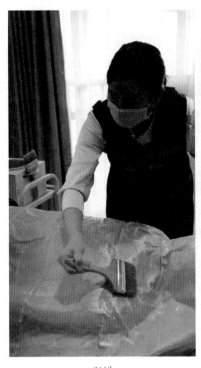 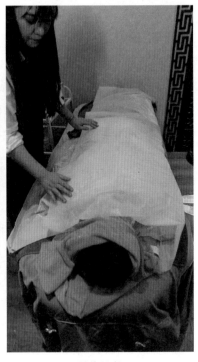

刷蜡　　　　　　　　　　　隔热保护

（三）刷蜡

加热蜂蜡块，用专门的蜂蜡刷，轻轻蘸取蜂蜡，均匀且快速地刷至相关部位的蜂蜡体膜上，这个过程就是蜂蜡层层叠加的过程。整个刷蜡时长保持在 15~20 分钟。

（四）隔热保护

刷完蜂蜡之后，将一次性不渗油、不漏水床单覆盖在蜂蜡上，再覆盖浴巾或美容被。

（五）缓压

刷完蜂蜡 5 分钟左右，对蜂蜡体膜进行二次塑形，且观察、触摸体验者，感受其身体变化。在此期间可以给体验者按摩其他部位，缓解体验者的不安情绪。

（六）揭去蜂蜡体膜

待体验者感受不到蜂蜡的温度时，揭去蜂蜡体膜，擦除体验者汗液，将剩余的草本蜂乳涂抹在身体表面，以达到封穴的目的，撤走沾湿的一次性床单，让体验者平躺休息3分钟。

三、疗程

1~2天一次，15~20次为一疗程，具体要根据体验者的情况调整。

四、整理工作

（一）体验者整理

穿戴好衣衫、鞋袜，并于汗落后再出门。

（二）草本蜂蜡套装的整理

将蜂蜡体膜及蜂蜡清理干净后折叠回收袋，蜂蜡刷、恒温蜂蜡锅等整理干净，以便下次使用，做好刷蜡间整理工作及毛巾清洗、消毒等。

第五章 蜂蜡疗法取穴

一、认识腧穴

腧穴，通常也被称为穴位。如果把经络比作人体内的一条条"路线"，穴位就是这些线路上的一个个"关卡"。关卡开放，路线才能通畅。当有"不法分子"逃窜，关卡也能将其截留。同理，穴位畅通，脏腑的经络之气才能正常流通。当外邪侵入机体时，刺激穴位，增强机体功能，也可以把外邪驱逐出去，防止其向内传导。在推拿的过程中，需要选取相应的穴位进行手法操作。

二、小小穴位作用大

穴位有沟通表里的作用。人体内在脏腑气血的病理变化能够反映于体表的穴位，相应的穴位会出现压痛、酸楚、麻木、结节、肿胀、变色、丘疹、凹陷等反应，利用穴位的这些病理反应可以帮助诊断疾病。穴位更重要的作用是调理疾病。通过针刺、艾灸、推拿等刺激相应穴位，可疏通经络，调节脏腑气血，达到调理的目的。

（一）近治作用

近治作用是指通过作用于该穴位，能治疗该穴位所在的部位以及其邻近组织、器官的局部病症。这是一切穴位主治作用共同具有的特性。

（二）远治作用

在十二经脉和任督二脉的穴位中，尤其是十二经脉在肘及膝关节以下的穴位，不仅能够治疗局部病症，还可以治疗本经循行所及的远隔部位的组织器官病症，甚至会影响全身的功能。比如热疗合谷穴，不仅可以缓解上肢病，还可以缓解颈部及头面部疾患，对外感发热效果也很好；热疗足三里穴不仅可以缓解下肢病，而且对调整消化系统功能，甚至对人体的防卫免疫反应等都具有一定的促进作用。

三、取穴方法

（一）手指度量法

中医里有"同身寸"一说，就是指用自己的手指作为穴的尺度。人有高矮胖瘦，骨节自有长短不同。

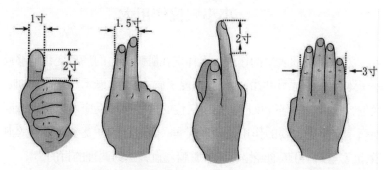

1寸：拇指第一关节的宽度。

1.5寸：食指、中指并拢，以食指第一节横纹处为准，两指间宽度。

2寸：食指前两节的长度或者拇指指蹼前缘至指端长度。

3寸：食指、中指、无名指和小指四指并拢，以中指第二节横纹处为准，四指间宽度。

（二）标志参照物

固定标志：如眉毛、脚踝、指甲、乳头等都是常见的判别穴位的标志，如印堂穴位于双眉的正中央。

动作标志：必须采取相应的动作姿势才能出现的标志，如张口后耳屏前的凹陷处即为听宫穴。

（三）徒手找穴法

触摸法：以拇指指腹或其他四指下的手掌触摸皮肤，如果感觉到皮肤有粗糙感，或是有刺般的疼痛，又或是有硬结，那里可能就是穴位的所在之处。如此可以观察皮肤表面的反应。

抓捏法：以食指和拇指轻捏感觉异常的皮肤部位，前后揉一揉；当揉到经穴部时，会感觉特别疼痛，而且身体会自然地抽动，想要"逃避"。如此一来，可以观察皮下组织的反应。

按压法：用指腹轻压皮肤，画小圈揉一揉。对于在抓捏皮肤时感到疼痛，想要"逃避"的部位，再以按压法确认。如果指头碰到有点状、条状的硬结，就可确定其是经穴的所在位置。

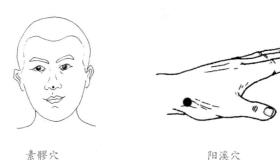

素髎穴　　　　　　　　　　阳溪穴

四、推拿常用的十大重要穴位

（一）百会穴——人体最高处的穴位

百会穴：属于督脉。百，数量词，"多"之意。会，交会也。"百会"意指手足三阳经及督脉的阳气在此交会。本穴由于处于人之头顶，在人的最高处，因此人体各经上传的阳气都交会于此，故名"百会"。百会穴贯通诸阳经，内系于脑，在上能醒脑开窍，在中能宁心安神；既能升清阳举下陷，又能温阳以暖下元；既能平息内风，又能疏散外风。所以本穴是救急特效穴，为治疗神志病、风证、阳气虚损之要穴，临床上被用于诸种疾病。

百会穴在头顶正中线与两耳尖连线的交点处。

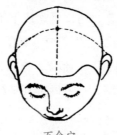

百会穴

（二）大椎穴——阳气与督脉会合之处

大椎穴：属于督脉，有通督行气、贯通督脉上下的作用。如果患有感冒、过敏性疾病、热病、癫痫、颈椎病等，治疗时取大椎穴是首选。治疗寒凉的疾病时，也是首选穴位。

大椎穴还有明显的退热作用。按摩大椎穴，能防治感冒、气管炎、肺炎等上呼吸道感染疾病，还可用于肺气肿、哮喘的防治。

大椎穴在人体的后正中线上，第7颈椎棘突下的凹陷中。

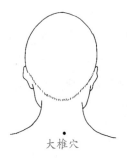

大椎穴

（三）命门穴——蕴藏先天之气的生命之门

命门穴：属于督脉。命，人之根本。门，出入的门户。本穴位处腰的正中部位，内连脊骨，在人体的重力场中为位置低下之处，脊骨内的水液由此外输体表督脉；本穴外输的水液有维系督脉气血流行不息的作用，为人体的生命之本。

热疗命门穴可强肾固本，温肾壮阳，强腰膝，固肾气，能治疗腰部虚冷疼痛，遗尿，腹泻，男性遗精、阳痿，以及女性的虚寒性月经不调、习惯性流产等症；并能延缓人体衰老，疏通督脉上的气滞点，加强其与任脉的联系，促进气血在任督二脉上的运行。

命门穴很好找，因为它和我们的肚脐是前后相对的，所以我们在找该穴的时候，只要以肚脐为中心，围绕腰部划一个圆圈，这个圆圈与背后正中线的交点处即是命门穴。

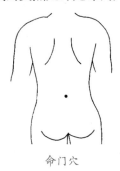

命门穴

（四）中脘穴——胃腑气血阴阳虚实的调控中心

中脘穴：属于任脉。中，指本穴相对于上脘穴、下脘穴二穴而为中也。脘，是空腔的意思。"中脘"意指任脉的地部经水由此向下而行。本穴的物质为任脉上部经脉的下行经水，至本穴后，经水继续向下而行，如流入任脉下部的巨大空腔。

中脘穴位于腹部的正中线上，脐上 4 寸处。中脘穴有调胃补气、化湿和中、降逆止呕的作用。热疗中脘穴可辅助调控胃腑气血，有利于提高脾胃功能，促进消化吸收和增强人的抵抗力，对于胃脘胀痛、呕吐、呃逆、吞酸、食欲不振等有较好辅助疗效。

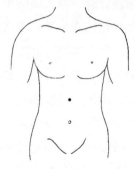

中脘穴

（五）神阙穴——任脉气血在肚脐正中聚集之处

神阙穴：人体任脉上的重要穴位，是人体的长寿大穴，它与人体的生命活动密切相关。母体中的胎儿是靠胎盘呼吸的，处于先天真息状态；婴儿脱离母体后，脐带被切断，先天呼吸中止，后天肺呼吸开始；而脐带、胎盘紧连在脐中，没有神阙穴生命就不复存在。

经常热疗神阙穴，可使人体气血充盈、精神饱满、体力充沛、腰肌强壮、面色红润、耳聪目明、轻身延年；并对腹痛肠鸣、腹胀、腹泻、胃溃疡等有独特的疗效。

神阙穴非常好找，人体肚脐的中央处即是此穴。

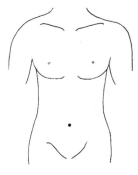

神阙穴

（六）气海穴——元气聚集的地方，打通"小周天"的关键

气海穴：属于任脉。气就是人体呼出吸入的气息，也就是元气与其他各种气，如宗气、卫气、营气等。"海"就是海洋，意喻广大深远、无边无际。"气海"，简单理解就是"气息的海洋"。

气海穴有"一穴暖全身"之美誉，是说气海穴有温养、健壮全身的作用。导引养生之术中经常提及的"下丹田"就是指以气海穴为核心的区域，是人体的活力之源。人身的真气由此而生，热疗气海穴能温阳益气、扶正固本、培元补虚、延年益寿；能治疗阳气缺乏、活力乏源所致的虚寒性疾患。

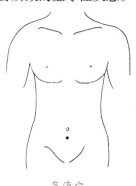

气海穴

气海穴在下腹部前的正中线上，当脐中下 1.5 寸处。

（七）关元穴——守住关卡，提升阳气

关元穴：属于任脉。关，关卡。元，元首。"关元"意指任脉气血中的滞重水湿在此关卡不得上行。

关元穴是人体足太阴脾经、足少阴肾经、足厥阴肝经在任脉的交会点，此穴有"精宫""丹田"等别名。关元穴可以辅助治疗阳虚证、气虚证，如气喘气短、畏寒怕冷、遗尿、小便频数、尿闭、泄泻、腹痛、遗精、阳痿、疝气、月经不调、带下、不食、精冷、中风脱证、虚劳羸瘦等。关元穴又是小肠的募穴，小肠之气汇聚于此。小肠是人体吸收营养物质的主要器官，按摩关元穴能很好地促进肠道功能，增强其对营养物质的吸收能力。

关元穴位于下腹部前的正中线上，肚脐下面的 3 寸处。关元穴是养生要穴，坚持热疗关元穴可以健康长寿，增强体质。

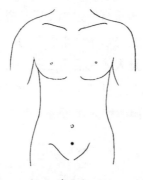

关元穴

（八）足三里穴——强壮身心的大穴

足三里穴：属于足阳明胃经。"三里"是指理上、理中、理下。

大量的实践证实足三里穴是一个能防治多种疾病、强身健体的重要穴位。中医认为，脾胃为后天之本、气血生化之源，五脏

六腑赖之充养，是生命的根本。所以调补脾胃的重要穴位——足三里穴可以补益气血、扶正培元，达到保健防病、强身健体的目的。经常热疗足三里穴，能促进气血运行，起到温中散寒、化瘀消肿的作用；并能健脾补胃，增强正气，提高机体的免疫功能，从而发挥其防病强身、延年益寿的作用。

取足三里穴时，可屈膝，在小腿前外侧，当犊鼻穴下 3 寸，距胫骨前缘一横指（中指）处即是。

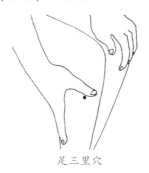

足三里穴

（九）三阴交穴——脾经、肝经、肾经，三条阴经交会之处

三阴交穴：属于足太阴脾经。三阴，足三阴经也。交，交会也。"三阴交"意指足部三条阴经中的气血物质在本穴交会。本穴内的物质有脾经提供的湿热之气，有肝经提供的水湿之气，有肾经提供的寒冷之气；三条阴经的气血交会于此，故名"三阴交"。

三阴交穴是保健大穴之一，经常按摩三阴交穴对肝、脾、肾的疾病都有防治作用，具有健脾、和胃化湿、疏肝、益肾、调经血、主生殖的功能。

中医认为女性"少气多血"，"以血为本"。因女性具有经、带、胎、产、乳的生理过程，相应地也形成了病理上的特殊性，具有气血不足及肝、脾、肾易损的病理特点。女性经常按摩三阴交穴，除了防病保健外，还有美容的功效。

三阴交穴在小腿内侧，当足内踝尖上3寸，胫骨内侧缘后方；正坐，屈膝呈直角时取穴。

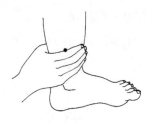

三阴交穴

（十）涌泉穴——肾经经脉第一穴，肾经经水涌出之所

涌泉穴：属于足少阴肾经。涌，外涌而出也。泉，泉水也。"涌泉"意指体内肾经的经水由此外涌而出体表。本穴为肾经经脉的第一穴，它连通肾经体内体表的经脉；肾经体内经脉中水液由此外涌而出体表，故名"涌泉"。

涌泉穴又名"地冲"，为足少阴肾经的井穴。按摩涌泉穴可激阴潜阳、宁心安神；且有增精益髓、补肾壮阳、强筋壮骨之功。涌泉穴位于足底中线前、中三分之一的交点处；当足趾屈时，足底前的凹陷处。

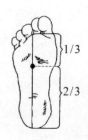

涌泉穴

五、推拿的手法要诀

推拿的手法讲究技巧。拥有手法要诀，能够让推拿更轻松、更科学。进行推拿治疗时，在诊断、取穴及施治部位均正确的情况下，所获得的疗效关键取决于手法操作的准确性和应用的熟练程度。只有规范地掌握手法，操作娴熟，才能更好地发挥推拿的功效。

（一）持久、有力、均匀、柔和、深透

推拿的基本手法，即操作时要达到的基本要求：持久、有力、均匀、柔和、深透。

持久：指单一的手法能够持续操作一段时间而不间断、不乏力。

有力：有力量。这种力量不是蛮力和暴力，而是一种含有技巧的力量。

均匀：指手法操作的节律性、速率和压力能保持均匀一致，不能忽快忽慢或忽轻忽重。

柔和：指手法轻而不浮、重而不滞、刚中有柔、柔中带刚。

深透：当手法达到了持久、有力、均匀、柔和这四项要求以后，就具备了渗透力。这种渗透力可透皮入内，深达内脏及组织的深层。

（二）稳、准、巧、快

对于运动关节类的手法来说，其操作的基本要求可概括为"稳、准、巧、快"四个字，即手法操作要平稳自然，因势利导，避免生硬粗暴；选择手法时要有针对性，定位要准；用手法施术时要用巧力，以柔克刚，以巧制胜，不使用蛮力；用手法操作时，用力要疾收疾发，用短劲、巧劲，发力不可过长，时间不可过久。

六、推拿常用的手法

推拿疗法主要是运用各种手法在人体表面的穴位、经络和特定部位进行治疗，因此手法是推拿疗法中重要的组成部分。推拿的手法主要包括基本手法、复合手法。

（一）基本手法

手法动作相对单一，在临床中起基础治疗作用或主要治疗作用，应用比较频繁的一类手法，称为基本手法。

1. 㨰法

以手背部在体表进行连续的滚动，称为㨰法。㨰法是滚法推拿流派的代表手法，它依靠滚动的力量作用于体表，具有平和的刺激性，安全舒适，易于被人接受，具有良好的调整作用。㨰法接触面广，在肌肉丰厚或薄弱的部位均可使用，多用于项、背、腰臀及四肢部。

动作要领

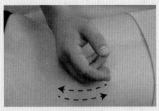

㨰法

拇指自然伸直，其余手指屈曲，小指和无名指的掌指关节屈曲约成90°，其余手指屈曲的角度依次减小，如此可使手背沿掌横弓排列，呈弧面，使之形成滚动的接触面。

以第 5 掌指关节背侧附于体表的操作部位上，以关节为支点，前臂主动做推旋运动，带动腕关节做较大幅度的屈伸和一定的旋转活动，使手背偏尺侧部位在体表的操作部位上进行连续不断的滚动，每分钟120~160 次。

⊙细节要求

●操作者的肩关节宜放松下垂，屈肘呈 140° 左右，上臂中段距离胸壁约一拳远，松腕，食指、中指、无名指和小指的掌指关节屈曲幅度逐渐增加。

●揉法对体表应产生轻重交替的滚动刺激，前滚和回滚时着力的轻重之比为 3 ：1，即"滚三回一"。

●操作时不宜拖动、跳动和摆动。拖动是由于吸点不牢而形成的拖擦，跳动是由于前滚时推旋力过大，回滚时回旋力过小而形成的弹跳，摆动则是腕关节的屈伸幅度过小所致。

●揉法在进行移动操作时，移动的速度不宜过快，即在滚动的频率不变的情况下，用手背部在操作部位上进行缓慢移动。

⊙主治

本法用于颈椎病、肩周炎等常见病的保健。

2. 一指禅推法

一指禅推法是以拇指端或拇指的螺纹面着力，通过腕部的往返摆动，使产生的功力通过拇指持续不断地作用于操作部位或穴位上。一指禅推法是一指禅推拿流派的代表手法，其特点是手法操作缠绵，讲究内功、内劲，故初学时易形似，难以神似，需多加练习才能真正掌握。

一指禅推法的接触面积小，刺激偏弱或中等，不能光靠用力，而是要讲究内力、内劲，初学者要多加练习。一指禅推法如以指端操作，其接触面最小，易于施力，刺激相对较强；如果以拇指的螺纹面操作，则接触面积相对较大，刺激也相对平和。两者多用于躯干部及四肢部的经络腧穴。

动作要领

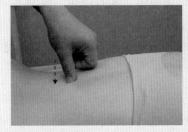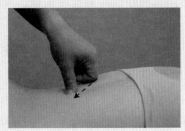

一指禅推法

拇指伸直，其余手指自然屈曲，以拇指端或拇指的螺纹面着力于体表的操作部位或穴位上。沉肩，垂肘，悬腕，前臂自主运动，带动腕关节有节律的摆动，使产生的力通过指端或螺纹面轻重交替，持续不断地作用于操作部位或穴位上，手法频率为每分钟120~160次。

⊙细节要求

●操作时要沉肩，垂肘，悬腕，掌虚指实，紧推慢移。沉肩，指肩关节放松，肩胛骨自然下沉，以腋下空松，能容纳一拳为宜；垂肘，指肘部下垂，一般体位下肘部宜抵住腕部；悬腕，指腕关节悬屈，弓背向上，有如悬吊一般，在腕关节放松的基础上，应尽可能屈曲90°；掌虚指实，指手法操作时，除拇指外，其余四指及手掌部均要放松，虚不受力而拇指则要蓄满功力，以自然的压力进行操作；紧推慢移，指手法操作时腕部的摆动频率较快，每分钟120~160次，但拇指端和拇指的螺纹面在操作部位上的移动却较慢。

●操作时注意力不可分散，不要耸肩用力，肘部不可外翘，拇指端或拇指的螺纹面与操作部位不要形成摩擦移动或者滑动。

⊙主治作用

本法多用于冠心病、胃脘痛、头痛、面神经麻痹、近视、月经不调、颈椎病、关节炎等病症。

3. 揉法

以指、掌的某一部位在体表的操作部位上做轻柔、灵活的上下、左右或环旋揉动，称为揉法。揉法是常用的推拿手法之一，根据肢体操作部位的不同可分为掌揉法、指揉法等。其中掌揉法又可分为大鱼际揉法、掌根揉法等，指揉法可分为拇指揉法、中指揉法等多种揉法。

动作要领

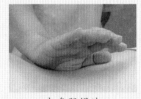

大鱼际揉法

以手掌的大鱼际部着力于操作部位上。沉肩，屈肘成120°~140°，肘部外翘，腕关节放松，呈微屈或水平状，以肘关节为支点，前臂做主动运动，带动腕关节进行左右摆动，使大鱼际在治疗部位上进行轻柔、灵活的揉动，手法频率为每分钟120~160次。

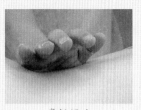

掌根揉法

肘关节微屈，腕关节放松，并略背伸，手指自然弯曲，掌根部附着于操作部位上。以肘关节为支点，前臂做主动运动，带动腕掌做小幅度的回旋运动，使掌根部在操作部位上进行柔和、连续不断的旋转揉动，手法频率为每分钟120~160次。

动作要领

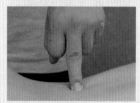

拇指揉法

中指揉法

以拇指的螺纹面置于操作部位上，其余四指放在合适的位置，以便于操作，腕关节微屈或伸直。以腕关节为支点，拇指主动做环转运动，使拇指的螺纹面在操作部位上做连续不断的旋转揉动，手法频率为每分钟120~160次。

中指的指间关节伸直，掌指关节微屈，以中指的螺纹面着力于操作部位或穴位上。以腕关节为支点，拇指主动做环转运动，通过腕关节使中指的螺纹面在操作部位上做轻柔、灵活的小幅度环旋或上下、左右的揉动，手法频率为每分钟120~160次。为加强揉动的力量，可以用食指的螺纹面搭在中指背上进行操作。

⊙细节要求

●所施压力要适中，以受术者感到舒适为度。揉动时要带动皮下组织一起运动，动作要灵活而有节律性，不可在体表进行摩擦运动。

●指揉法在面部操作时，频率可以放慢。

●大鱼际揉法中前臂有推旋运动，腕部宜放松，指揉法中腕关节要保持一定的紧张度，掌根揉法中腕关节略背伸，松紧要适度。

⊙主治作用

本法用于胃脘痛、便秘、泄泻、癃闭（小便点滴而出或闭塞）、头痛、软组织扭挫伤、颈椎病、骨折术后康复、小儿斜颈、小儿遗尿、近视等多种病症。

4.摩法

用手指或手掌在体表做环形而有节奏的摩动，称为摩法。此法分为指摩法和掌摩法两种。指摩法接触面较小，适用于颈项、面部、四肢等部位，而掌摩法接触面大，多适用于胸腹、腰背等部位。摩法是最古老的推拿手法，消瘀散结的作用较好。

动作要领

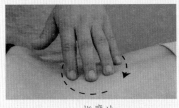

指摩法

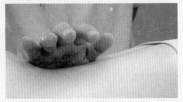

掌摩法

掌部自然伸直，食指、中指、无名指和小指并拢，腕部略屈。拇指外的四指指面着力于操作部位，以肘关节为支点，前臂做主动运动，通过腕、掌使指面做环形摩动。

手掌自然伸直，腕关节略背伸，将手掌平置于操作部位上，其操作过程同指摩法。

⊙细节要求

●指摩法在操作时，腕关节要保持一定的紧张度，而掌摩法则需要腕部放松。

●摩动的速度、压力宜均匀。一般指摩法宜稍轻快，掌摩法宜稍重缓，操作时应带动皮下组织。《圣济总录》中说："摩法不宜急，不宜缓，不宜轻，不宜重，以中和之意施之。"

⊙主治作用

本法用于咳喘、胸胁胀痛、呃逆、腹胀、腹痛、消化不良、泄泻、便秘、月经不调、痛经、遗精、阳痿、早泄、外伤肿痛等病症。

5. 推法

以指、掌或肘等着力于操作部位上，做单向直线推动，称为推法，又名平推法。成人推法和小儿推法有所不同，小儿推法除直线推动外，亦可做弧形推动。推法通经活脉、荡涤积滞的作用较强。

动作要领

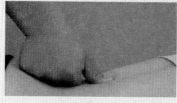

指推法

以拇指端着力于操作部位或穴位上，其余四指放在相应的位置，以方便用力，腕关节略屈，并偏向尺侧。拇指及腕臂部主动施力，向拇指端方向呈短距离单向的直线式推进。

指推法中，还可用拇指的螺纹面偏桡侧缘为着力面，按上述要领向食指方向推动，叫作拇指平推法；指推法还可食指、中指、无名指并拢，用这三指的指端部及螺纹面为着力面进行推法操作，称为三指推法。

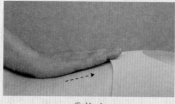

掌推法

以掌根部着力于施术部位，腕关节背伸，肘关节伸直。以肩关节为支点，上臂部主动施力，通过前臂、腕关节，使掌根部向前做单向直线式推进。

推法一般分为指推法和掌推法两种。指推法接触面积小，推动距离短，施力柔中带刚，易于查找和治疗小的病灶，故常用于足部、手部、项部和面部，也可用于局部的穴位；掌推法接触面积大，推动距离长，力量柔和而沉实，多用于腰背部、胸腹部及四肢部。至于肘推法，因施力刚猛，故一般只用于背部的脊柱两侧及大腿后侧。

⊙细节要求

●着力部要紧贴体表，推进的速度宜缓慢均匀，压力平稳适中，要单向直线式推进。

●不可推破皮肤。为防止推破皮肤，可使用精油、植物油等介质，亦可用间歇操作的方法。

⊙主治作用

本法用于外感发热、腹胀便秘、食积癥闭、高血压病、头痛失眠、腰腿痛、腰背筋膜炎、风湿痹痛、感觉迟钝等病症。

6. 擦法

用指、掌贴附于操作部位，做快速的直线往返运动，使之摩擦生热，称为擦法。

本法包括全掌擦法、大鱼际擦法和小鱼际擦法，可用于胸腹部、两胁部、腰背部及四肢部。

⊙细节要求

●着力部分要紧贴体表，与受术者体表的接触必须平实，否则在擦动时会时滞时浮。须直线往返运行，往返的距离应尽量拉长，力度要均匀，动作要连续不断，有如拉锯状。

●擦法产生的热量应以透热为度，即操作者在操作时感觉擦动所产生的热已徐徐进入受术者的体内，此时称为透热。透热后，

动作要领

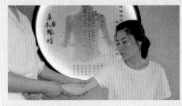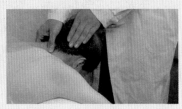

擦法

　　以手掌的全掌、大鱼际或小鱼际着力于操作部位，腕关节放平。以肩关节为支点，上臂主动运动，通过肘前臂和腕关节使掌指面、大鱼际或小鱼际进行前后方向的连续擦动，并产生一定的热量。

结束手法操作。

　　●压力不可过大。操作时如压力过大，则手法滞重，易擦破皮肤。

　　●不可擦破皮肤。长时间的操作，或在擦法后又使用了其他手法，易致皮肤破损，故应避免。为保护皮肤，可结合使用精油等介质进行操作。

　　⊙主治作用

　　擦法具有较好的温经散寒作用，常用于外感风寒、发热恶寒、风湿痹痛、胃脘痛、喜温喜按者，以及肾阳虚所致的腰腿痛、小腹冷痛、月经不调，以及外伤肿痛等病症。

7. 搓法

　　用双手的掌面夹住肢体，或以单手、双手的掌面着力于操作部位，做交替搓动或往返搓动，形如搓绳，称为搓法。

　　搓法具有明显的疏松肌肉、调和气血的作用。它常被用于四

动作要领

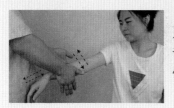

用双手的掌面夹住操作部位，令受术者肢体放松。以关节和肩关节为支点，前臂与上臂部主动施力，做相反方向的快速搓动，并同时由上而下移动。

搓法

肢和胸肋部、背部，尤其以上肢部的应用较多，常作为推拿治疗的结束手法。

⊙细节要求

●操作时动作要协调、连贯。搓法的动作中含有擦、揉、摩、推等多种运动成分，需细心体会。搓动时掌面在操作部位的表面进行小幅度移动，受术者会有较强的放松感。

●搓动的速度宜稍快，而从上向下的移动速度宜慢，不宜逆向移动。如需搓动几遍，则在第一遍结束后，第二遍再从起始部位开始。

●施力不宜过重。夹搓时如夹得太紧，会造成手法呆滞。

⊙主治作用

本法常用于肢体酸痛、关节活动不利及胸肋迸伤等病症。

8. 抹法

用拇指的螺纹面或掌面在操作部位做上下或左右及弧形曲线的抹动，称为抹法。抹法与平推法相似，但用力较推法轻，也可往返移动。抹法属于易学难精之法，临床用者一般多取其镇静安神的作用。

动作要领

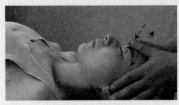

指抹法

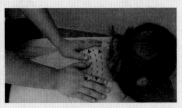

掌抹法

以单手或双手拇指的螺纹面置于操作部位上，其余手指置于相应的位置，以方便用力。以拇指的掌指关节为支点，拇指主动运动，做上下或左右、直线往返或弧形曲线的抹动。

以单手或双手的掌面置于操作部位上，以肘关节和肩关节为双重支点。前臂与上臂部协调用力，腕关节适度放松，做上下或左右，直线往返或弧形曲线的抹动。

　　此法分为指抹法和掌抹法两种。指抹法的活动范围小，多用于面部、项部，掌抹法抹动的范围较大，一般多用于背部、腰部。

　　⊙细节要求

　　●操作时，手指的螺纹面或掌面要贴紧操作部位的皮肤，用力要均匀，动作要和缓灵活。抹动时，不宜带动深部组织。

　　●注意抹法与推法的区别。通常所说的推法是指平推法，其运动特点是单向、直线，"有去无回"；而抹法则是或上或下，或左或右，或直线往来，或曲线运转，需根据不同的部位进行灵活的变化运用。

　　⊙主治作用

　　本法主要用于感冒、头痛、面部神经麻痹及肢体酸痛等病症。

9. 按法

以指、掌等部位节律性地按压施术部位，称为按法。

按法同摩法一样，均是推拿早期即已开始应用的手法，具有刺激强而舒适的特点，易于被接受，可补虚泻实。指按法接触面积小，刺激较强，常在按后施以揉法，有"按一揉三"的说法，即重按一下，轻揉三下，形成有规律的先按后揉连续操作手法，

动作要领

指按法

以拇指端或将拇指的螺纹面置于操作部位或穴位上，其余四指张开，置于相应位置以支撑助力，腕关节悬屈。以腕关节为支点，掌指部主动施力，做与操作部位相垂直的按压。当按压力达到所需的力量后，要稍停片刻，即所谓的"按而留之"，然后松劲撤力，再做重复按压，使按压动作既平稳，又有节奏。

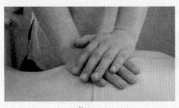

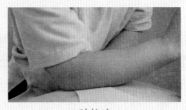

掌按法

将单手或双手的掌面置于操作部位。以肩关节为支点，利用身体上半部的重量，通过上臂、前臂及腕关节传至手掌部，垂直向下按压。施力原则同指按法。

肘按法

按法除用指、掌部操作外，亦可用肘部操作。用肘操作时，当屈肘，以肘的尺骨鹰嘴部为着力面，并巧用身体上半部的重量进行节律性的按压。

一般多用于面部，亦可用于肢体的穴位。掌按法面积较大，沉实有力，舒缓自然，多用于背部、腰部、下肢后侧、胸部及上肢部。

按法一般以指按法与掌按法的应用较多，常与揉法结合运用，组成按揉复合手法。

⊙细节要求

●按法用力的原则是由轻到重，稳而持续，使刺激充分达到机体组织的深部，结束时则由重而轻。

●按压的用力方向多为垂直向下或与受力面相垂直。

●操作手法要缓慢而有节奏。

●操作手法忌突发、突止、突施暴力，同时一定要掌握好受术者的骨质情况，诊断必须明确，避免造成受术者骨折。

⊙主治作用

本法用于腰背筋膜炎、颈椎病、肩周炎、腰椎间盘突出症等疼痛性疾病，以及风寒感冒、高血压、糖尿病、偏瘫等多种病症。

10. 点法

以指端或关节突起部点压操作部位或穴位，称点法。该法主要包括指点法和肘点法。指点法接触面小，刺激强，易于取穴，适于全身各部的穴位；其中，中指点法以面部、胸腹部的应用居多，屈指点法主要用于四肢关节的缝隙处。肘点法较指点法接触面积大，用力沉稳厚重，易于施力，适于背部、腰部、臀部及下肢后侧。

⊙细节要求

●取穴宜准，用力宜稳。准确取穴后，要由轻而重平稳持续地施力，使刺激充分达到机体组织深部，从而获得手法治疗所特有的得气效果。点法结束时要逐渐减力，其总的施力过程为轻—重—轻。

动作要领

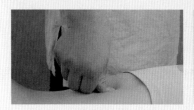

拇指点法

手握空拳，拇指伸直，并紧靠食指中节，以拇指端着力于操作部位或穴位。前臂与拇指主动发力，进行持续点压。也可采用拇指按法的手法形态，用拇指端进行持续点压。

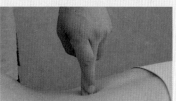

中指点法

用食指末节指腹按压于中指指背以助力，以中指端着力于施术部位，进行点压。

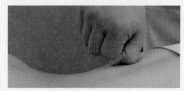

屈拇指点法

拇指屈曲，以拇指指间关节背侧着力于施术部位或穴位，拇指端抵于食指中节桡侧缘以助力，而后进行点压。

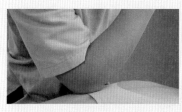

肘点法

屈肘，以尺骨鹰嘴突起部着力于操作部位或穴位。以肩关节为支点用身体上半部的重量通过肩关节、上臂传递至肘部，进行持续点压。肘点法与肘压法的区别在于前者是以肘尖部着力，后者是以肘部的尺骨上段着力。

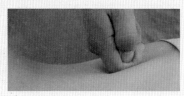

屈食指点法

食指屈曲，其他手指相握，以食指第一指间关节突起部着力于施术部位或穴位，进行点压。

●点后宜用揉法，以避免气血积聚，或者造成点法所施部位及穴位局部的软组织损伤。

●不可施暴力或蛮力。

●对年老体弱、久病虚衰的受术者慎用点法。

⊙主治作用

点法具有较明显的通经止痛作用，对各种疼痛性疾病有较好的治疗作用，主要用于各种痛症。

11. 捏法

用拇指和其他手指在操作部位做对称性挤压，称为捏法。捏法的特点是舒适自然，不会使受术者的肢体产生晃动，具有较好的疏松肌筋的作用，因而常用于颈项部、四肢部。

捏法可单手操作，也可双手同时操作。捏脊法是捏法中比较特殊的一种方法，是用拇指桡侧缘顶住皮肤，食指、中指前按，三指同时用力，提拿皮肤，双手交替捻动向前，主要用于脊柱及其附近部位的皮肤，故被称为捏脊疗法。

动作要领

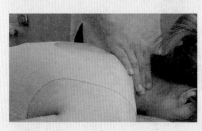

捏法

用拇指和食指、中指指面或拇指与其余四指的指面夹住操作部位的肢体或肌肤，相对用力地挤压、拉拽，随即放松；再挤压、拉拽，再放松，重复以上挤压、放松的动作，并如此不断地循序移动。

⊙细节要求

●操作捏脊法时，捏起皮肤的多少及提拿用力的大小要适当，不可拧转。捏得太多，不容易向前捻动推进，捏少了则不易提起皮肤。捻动向前时，需直线前进，不可歪斜。

●捏法要求拇指与其余手指间要具有强劲持久的对合力，初学者要多练习指力。

●施力时，拇指与其余手指双方的力度要对称，用力要均匀而柔和，动作要连贯而有节奏操作，要用指面着力，而不可用指端着力，如以指端着力，则会变成其他手法。

⊙主治作用

本法用于颈椎病、疲劳性四肢酸痛等病症。

12. 拿法

拇指与其余手指相对用力，提捏、揉捏肌肤或肢体，称为拿法。拿法舒适自然，最易被人接受，常用于颈项部及四肢部。根据施治部位的大小、宽窄程度，与拇指配合的其他手指的数量，有三指拿法、五指拿法等。拿法可单手操作，亦可双手同时操作。

动作要领

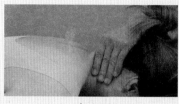

拿法

以单手或双手的拇指与其他手指相配合，捏住操作部位的肌肤或肢体；腕关节适度放松，进行轻重交替，连续不断地捏提，并略含揉动。

⊙细节要求

●拿法中含有捏、提，并略有揉的动作，宜将其有机地结合在一起进行操作。

●动作要协调连贯，富有节奏，不可死板僵硬。

●拿法同捏法一样，要求手指具有稳定的对合力。

⊙主治作用

拿法是具有放松作用类手法的典型代表，可放松肌肉、活血行气；常用于颈椎病、肩周炎、肢体麻木以及头痛、外感风寒等病症。

13. 捻法

用拇指、食指夹住治疗部位进行捏揉捻动，称为捻法。捻法的动作小，运用的主要是拇指和食指的力量及灵活性，理筋通络的作用显著，主要适用于四肢及小关节处。

动作要领

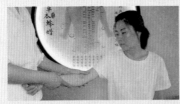

用拇指的螺纹面与食指桡侧缘或螺纹面相对用力地捏住操作部位；拇指与食指相向，做主动运动；稍用力，较快速地捏揉捻动，状如捻线。

捻法

⊙细节要求

●拇指与食指的运动方向须相反，只有相反方向的捏揉动作才能形成捻动。

●操作时的动作要灵活连贯，柔和有力；捻动的速度宜稍快，而在操作部位上的移动速度宜慢。

●动作不能呆板、僵硬。

⊙主治作用

本法用于指间关节扭伤，屈指肌腱鞘炎等病症。

14. 拍法

用虚掌拍打体表，称拍法。拍法可作用至机体组织的深部，不但能疏散肌表经脉阻塞之病气，更能宣泄五脏六腑郁闭之邪气。因拍法是以空掌拍打体表，受力短暂而均匀，舒适自然，易于被人接受。

拍法可单手操作，亦可双手同时操作。双掌拍法因双手同时操作，力量较弱，主要作用于肌表浅层组织，多用于脊柱两侧及两下肢后侧；单掌拍法的力量集中而强，适于脊柱正中，沿脊柱自上而下重拍。

动作要领

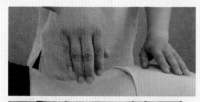

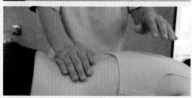

拍法

五指并拢，掌指关节微屈，使掌心空虚。腕关节适度放松，前臂主动运动，上下挥臂，平稳而有节奏地用虚掌拍打操作部位。用双掌拍打时，两手交替操作。

⊙细节要求

●操作时动作要平稳，要使整个掌、指周边同时接触体表。腕部要适度放松，上下挥臂时，力量通过腕关节传递到掌部，使刚劲化为柔和。

●拍打操作时如直接接触皮肤，以皮肤轻度充血、发红为度。

●拍打时力量不可有所偏移，否则易导致因拍击皮肤而疼痛。

⊙主治作用

本法主要用于腰背筋膜炎、腰椎间盘突出症、高血压、糖尿病等病症。对结核病、严重的骨质疏松、肿瘤、冠心病等病症禁用拍法。

15. 击法

用拳背或掌根、掌侧小鱼际、指尖及桑枝棒等击打体表的操作部位，称为击法。此法主要分为拳击法、掌击法、侧击法和指击法等。

因击法种类较多，因而适应证各异，适应部位也有所不同。拳击法力沉而实，适用于背部、腰部、肩部及四肢部；掌击法透力较强，适于肩胛骨内侧缘、臀部的环跳穴处；侧击法用力较舒缓，适于肩颈部、脊柱两侧及下肢后侧部；指击法如以指尖操作，力浅而急，主要适于头部。

⊙细节要求

●操作时用力要稳，要含力蓄劲，收发自如；击打的力量要适度，应因人、因病而异；动作要连续而有节奏性，快慢要适中。避免暴力击打。

●击打时要有反弹感，一触及受术部位后即迅速弹起，不要停顿或拖拉。

●须严格掌握各种击法的适应部位和适应证。

动作要领

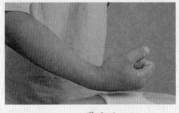

拳击法

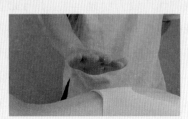

掌击法

握拳，以拳背或者拳盖、拳底部为着力面，以肘关节为支点，前臂主动运动，有节律地击打操作部位。用拳背击打时，腕关节可有一定的活动度以减缓刚力；用拳盖，即拳的腹侧面（包括食指、中指、无名指、小指第2节的指背和掌根部）为击打着力面时，腕部要放松；用拳底，即拳的底部（小鱼际与屈曲小指的桡侧）为着力面时，腕部略背伸，并需放松。用拳盖或用拳底击打时，双手一般同时交替操作。

手掌伸直，腕关节背伸，以掌根部为击打着力面。其操作过程同拳击法。

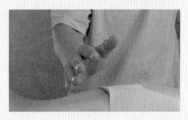

侧击法

手掌伸直，腕关节略背伸，以小鱼际部为击打着力面。其操作过程同拳击法，一般双手同时交替操作。

指击法

可用指尖部进行操作。用指尖击打时，以食指、中指、无名指和小指的指端或螺纹面为击打着力面，腕关节充分放松。其操作过程同拳击法。

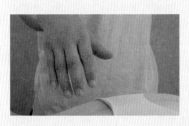

⊙主治作用

击法较拍法的力量更集中，适合各种疼痛类疾病；其宣通气血的作用较为明显，主要用于肢体疼痛、麻木不仁、风湿痹痛、疲劳酸痛等病症。

16. 拨法

以拇指深按于治疗部位，进行单向或往返的拨动，称为拨法。拨法又名指拨法、拨络法。此法力量沉实，拨动有力，有较好的止痛和解除粘连的作用，一般多适用于华佗夹脊穴、肩胛骨内侧缘、肱二头肌长头肌腱及短头肌腱、腋后的肩贞穴、第三腰椎横突、腰肌侧缘、环跳、曲池等穴位或部位。

⊙细节要求

●用力要由轻而重，实而不浮，按压拨动的方向与拨动组织的走向垂直。

●拨动时，拇指不能只在皮肤表面进行摩擦移动，应一起拨

动作要领

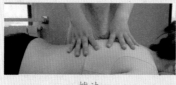

拨法

拇指伸直，以指端着力于操作部位，其余手指置于相应的位置以助力；拇指下压至一定的深度，待有酸胀感时，再做与肌纤维、肌腱或韧带呈垂直角度的单向或来回拨动。若单手指力不足时，也可以将双手拇指重叠着进行操作。临床有"以痛为腧，无痛用力"的说法。即在患处先找到做出某一体位时最疼痛的一点，以拇指端按住此点不放；随后转动患部肢体，在转动过程中，找到指面下的痛点由痛变为不痛的体位；保持该体位，然后再使用拨法。

动肌纤维或肌腱、韧带。

⊙主治作用

本法用于颈椎病、肩周炎、腰背筋膜炎、第三腰椎横突综合征、腰椎间盘突出症、梨状肌损伤综合征等病症。

17. 抖法

以双手或单手握住患者肢体的远端，做小幅度的连续抖动，称为抖法。抖法具有疏松肌筋的作用，操作时及操作完毕后均有舒适的感觉，可作为推拿结束时的手法使用，主要适于四肢部，以上肢的应用多见。抖法常与牵引法结合成牵抖复合手法。

⊙细节要求

●被抖动的肢体要自然伸直，并应使其肌肉处于最佳的松弛状态。

●抖动的幅度要小，频率要快。一般上肢的抖动幅度应控制在 2~3cm，频率为每分钟 250 次左右，下肢的抖动幅度可稍大，频率宜稍慢，每分钟 100 次左右。

动作要领

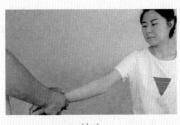

抖法

以双手握住患者上肢或下肢的远端，即上肢的腕部或下肢的足踝部；将被抖动的肢体抬高一定的角度，两前臂同时施力，做连续的上下抖动；使抖动所产生的抖动波似波浪般地由肢体的远端传递到近端，让被抖动的肢体、关节产生舒适感。

●抖动时所产生的抖动波应由肢体远端传向近端。

●有习惯性肩、肘、腕关节脱位者禁用。

⊙主治作用

本法主要用于肩周炎、颈椎病、髋部伤筋及疲劳性的四肢酸痛等病症。

（二）复合手法

将几种推拿的基本手法结合在一起，在特定的穴位或部位上同时进行复合性操作的方法，称为复合手法。常用的复合手法有按揉法、拿揉法和扫散法等。

1.按揉法

按揉法是将按法和揉法组合而成，分为指按揉法和掌按揉法两种。

按揉法刚柔并济，作用舒适，易于被人接受，具备按法与揉法的双重作用，应用比较多。指按揉法接触面积较小，按揉力量集中，适于颈项部、肩部、肩胛部内侧缘及全身各腧穴。掌按揉法接触面积较大，按揉力相对分散。其中单掌按揉法的力量相对较弱，多用于肩部、上肢、脊柱两旁的膀胱经循线；双掌按揉法的按揉力量强而深透，适于背部、腰部及下肢后侧。

⊙细节要求

●将按法与揉法很好地结合在一起，做到按中有揉，揉中寓按，刚柔并济，缠绵不绝。

●注意按揉法的节奏性，既不要过快，又不可过于缓慢。

⊙主治作用

本法用于颈椎病、肩周炎、腰背筋膜炎、腰椎间盘突出症、高血压、糖尿病、痛经、颞颌关节功能紊乱、近视等多种病症。

动作要领

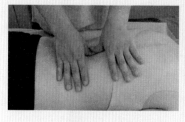 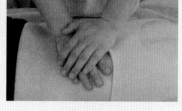

指按揉法

掌按揉法

用单手或双手拇指的螺纹面置于操作部位上，其余手指置于相应位置以助力。腕关节悬屈，拇指和前臂部主动施力，进行有节律性的按压揉动。指按揉法无论是单手按揉还是用双手的拇指操作，外形都酷似拿法。其区别在于拿法是拇指和其他四指对称地用力，而指按揉法的着力点是在拇指外侧，其余手指仅起到助力的作用。

掌按揉法分为单掌按揉法和双掌按揉法两种，操作上有较大的不同。单掌按揉法是以掌根部着力于操作部位，手指自然伸直，前臂与上臂主动用力，进行有节律性的按压揉动。双掌按揉法是用双掌重叠，增加力量，置于操作部位；以掌中部或掌根着力，以肩关节为支点，身体上半部做小幅度有节律性的前倾后移；在前倾时将身体上半部的重量经肩关节、前臂传至手部，从而产生有节律性的按压揉动。

2. 拿揉法

拿揉法是拿法和揉法的复合运用。在施用拿法时增加揉动，则成为拿揉复合手法。拿揉法具备拿法和揉法的双重作用，且较拿法的力量更趋缓和，主要适用于四肢部及颈项部。

动作要领

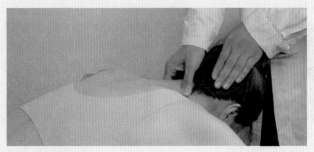

拿揉法

准备动作同拿法。在拿法动作的基础上，使拇指和其他手指在做捏、提的动作时，增加适度的旋转揉动，使产生的拿揉之力连绵不断地作用于操作部位上。

⊙细节要求

●用拿揉法在拿中包含一定的旋转揉动；以拿法为主，以揉法为辅。

●操作时要自然流畅，不可呆滞僵硬。

⊙主治作用

本法用于颈椎病、肩周炎、四肢疲劳酸痛等病症。

3. 扫散法

用拇指桡侧面和其余四指的指端快速地来回推抹头颞部的手法，称为扫散法。

⊙细节要求

●操作时，以腕关节小幅度的左右摆动和肘关节少量的屈伸运动来带动手部的扫散动作。

动作要领

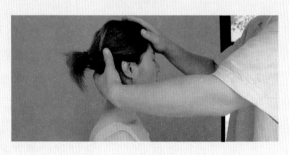

扫散法

受术者取坐位，操作者站在其正面，一手扶住受术者的头部，固定其头部，不让其来回摇动；另一手的拇指桡侧面置于额角发际的头维穴处，其余四指并拢，微弯曲，指端置于耳后乳突上，食指与耳上角平齐，稍用力，做轻快的向耳后单方向的推动，使拇指在头维穴至太阳穴之间移动，其余四指在耳郭上缘、耳后乳突和风池穴之间移动，频率为每分钟 100~120 次；左右交替进行，每侧 30~50 次。

● 动作要平稳，避免受术者的头部随手法操作而晃动。

● 操作时，拇指桡侧面和其余四指的指端要紧贴皮肤，以免牵拉发根而引起疼痛。

● 动作连贯，快慢适度，轻重有序；扫散时出重回轻，下重上轻，重而不滞，轻而不浮。

⊙ 主治作用

扫散法是头面部常用的推拿手法，具有祛风散寒、平肝潜阳、通经止痛的功效，可用于治疗头痛、眩晕、高血压、失眠等病症。

七、蜡疗常用腧穴与主治作用

腧穴是脏腑经络气血输注于躯体外部的特殊部位。人体腧穴可分为十四经穴、经外奇穴和阿是穴三类。十四经穴是指具有固定的名称和固定位置的十二正经腧穴和任脉、督脉的腧穴，简称经穴；经外奇穴是指有固定名称和固定位置，但未归入十四经范围的腧穴，又称奇穴；阿是穴是指既无固定名称，亦无固定位置，而是以压痛点、结节、病变部位或其他反应点等按之有敏感点的一类腧穴，又称不定穴、天应穴等。本章节依据以上三类腧穴，选择常用的适合蜡疗的腧穴，作为蜡疗的常用穴位，掌握其定位、功效与主治，有利于配穴而组成穴区，便于施术。

（一）手太阴肺经

1. 经脉循行

本经起于中焦，向下连络大肠，回绕过来沿胃的上口，穿膈肌，入属肺脏，从肺系（肺与喉咙相联系的部位）横行出来，走胸壁外上方，向下沿上臂内侧，行于手少阴心经和手厥阴心包经的前面，下行到肘窝中，沿着前臂内侧前缘，进入寸口，经过鱼际，沿着鱼际的边缘，出拇指内侧端。

手腕后方的支脉：从腕后列缺处分出，一直走向食指内侧端，与手阳明大肠经相接。

2. 主要病候

咳嗽、气喘、胸闷、咽喉肿痛、咯血及循行部位的麻木、酸痛、厥冷或者掌心发热等。

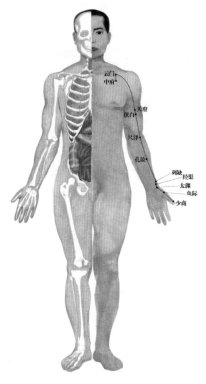

手太阴肺经

3. 主治概要

本经主治呼吸系统疾病及经脉循行部位的其他病症。

（二）手阳明大肠经

1. 经脉循行

起始于食指末端，沿食指桡侧缘向上，通过第1、2掌骨之间，向上经腕关节桡侧拇长伸肌腱与拇短伸肌腱之间的凹陷处，沿前臂前缘，至肘部外侧，再沿上臂外侧前缘上行，上肩，沿肩峰前缘，向上交会于颈部，向后与督脉在大椎处相会，向下由缺盆部（锁骨上窝部）入内，络肺，通过横膈，入属于大肠。

缺盆部支脉：从缺盆处分出，经颈部至面颊，进入下齿龈，回绕至上唇，左右交叉于人中，至对侧鼻翼旁，与足阳明胃经相接。

2. 主要病候

腹痛、肠鸣、泄泻、便秘、咽喉肿痛、齿痛，本经循行部位疼痛、热肿或寒冷麻木等。

3. 主治概要

本经主治头面、五官、咽喉病、热病、神志病及经脉循行部位的其他病症。

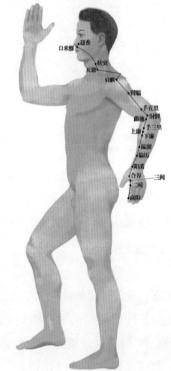

手阳明大肠经

（三）足阳明胃经

1. 经脉循行

起于鼻翼两侧，上行至鼻根部，与足太阳膀胱经交会于睛明穴，向下沿鼻外侧，入上齿中，出来环绕口唇，向下左右相交于颏唇沟承浆穴处，再向后沿着下颌骨后下缘到大迎穴处，沿着下颌角颊车穴，上行耳前，经颧弓上行，沿着前发际，至额颅中部。

面部支脉：从大迎穴前方下行到人迎穴，沿喉咙旁进入缺盆，向下通过横膈，属于胃，络脾。

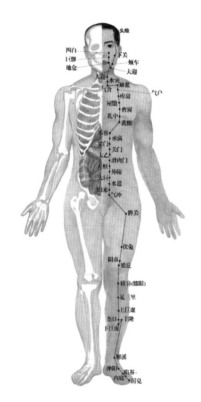

足阳明胃经

缺盆部直行的脉：从缺盆穴下行，经乳中，沿乳中线下行，向下夹脐两旁，进入少腹两侧气街（腹股沟动脉中）。

胃下口部支脉：从胃下口幽门处附近分出，沿腹腔深层，下行至气街穴，与缺盆部直行的脉会合，再由此斜向下行到大腿前侧，沿胫外侧前缘，经过膝盖，沿胫骨外侧前缘下行至足背，进入第 2 足趾外侧端。

胫部支脉：从膝下 3 寸足三里穴处分出，下行至第 3 足趾外侧端，出其端。

足背部支脉：从足背分出，进入足大趾内侧端，出大趾末端，与足太阴脾经相接。

2. 主要病候

肠鸣腹胀、水肿、胃痛、呕吐或消谷善饥、口渴、咽喉肿痛、鼻衄，以及胸部及膝髌等本经循行部位疼痛、热病、发狂等。

3. 主治概要

本经主治胃肠病，头面、目、鼻、口齿病，神志病，以及经脉循行部位的其他病症。

（四）足太阴脾经

1. 经脉循行

起于足大趾内侧端，沿大趾内侧，经过大趾第 1 跖趾关节后面，上行至内踝前缘，再上小腿内侧，沿胫骨后面，在内踝上 8 寸处交出足厥阴肝经的前面，上行沿大腿内侧前缘，入腹部，向上通过膈肌，夹咽部两旁，连舌根，散舌下。

胃部支脉：从胃分出，上行通过横膈，流注心中，与手少阴心经相接。脾之大络，名大包，在渊腋下三寸，分布于胸胁。

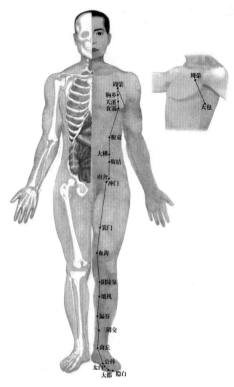

足太阴脾经

2. 主要病候

胃脘痛，食则呕，嗳气，腹胀，便溏，黄疸，身重无力，舌根强痛，下肢内侧肿胀、厥冷。

3. 主治概要

本经主治脾胃病、妇科、前阴病、心、胸、神志病及经脉循行部位的其他病症。

（五）手少阴心经

1. 经脉循行

从心中开始，出属心系（心与其他脏器相联系的部位），下过横膈，络小肠。

心系向上的脉：从心系向上夹着咽喉上行，连系于目系（眼球连系于脑的部位）。

心系直行的脉：从心系上至肺部，向下出于腋下，沿上臂内侧后缘，下向肘内，沿前臂内侧后缘，抵达掌后豌豆骨部，进入

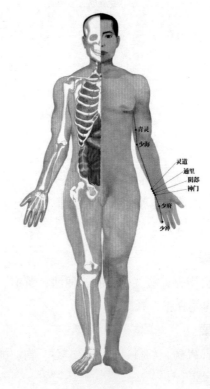

手少阴心经

掌后内缘，沿小指的桡侧出其末端，与手太阳小肠经相接。

2. 主要病候

心痛、咽干、口渴、目黄、胁痛、上臂内侧痛、手心发热等。

3. 主治概要

本经主治心、胸、神志病及经脉循行部位的其他病症。

（六）手太阳小肠经

1. 经脉循行

起于手小指尺侧端，沿手背外侧至腕部，出尺骨茎突，沿前

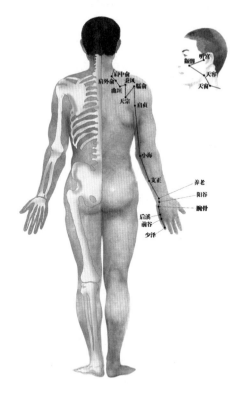

手太阳小肠经

臂外侧后缘直上，经尺骨鹰嘴与肱骨内上髁之间，向上沿上臂后内侧，出于肩关节部，绕肩胛，与督脉交会于大椎，向下入缺盆，连络心脏，沿食管向下穿过膈肌，抵达胃部，入属于小肠。

缺盆部支脉：从缺盆向上沿颈旁直达面颊，抵外眼角，再向后进入耳中。

颊部支脉：上行到目眶下，抵达鼻到内眼角，与足太阳膀胱经相接，而又斜行络于颧骨部。

2. 主要病候

少腹痛、腰脊痛引睾丸、耳聋、目黄、颊肿、咽喉肿痛、肩臂外侧后缘痛等。

3. 主治概要

本经主治头、项、耳、目、咽喉病，热病，神志病，以及经脉循行部位的其他病症。

（七）足太阳膀胱经

1. 经脉循行

起于内眼角，上行额部，交会于头顶。

头顶部支脉：从头顶到耳上方。

直行主干：从头顶入络于脑，回出于头顶分开下行项后，一支沿肩胛部内侧，夹脊柱两侧到达腰部，从脊旁肌肉进入体腔，连络肾脏，属于膀胱。一支从腰部分出，夹脊旁，过臀部，进腘窝中。

背部另一支脉：通过肩胛骨内缘下行，经过髋关节，沿大腿后外侧下行，与腰部下来的支脉会合于腘窝中。从此向下，穿过腓肠肌，出于外踝后方，沿第5跖骨粗隆，至小趾外侧端，与足少阴肾经相接。

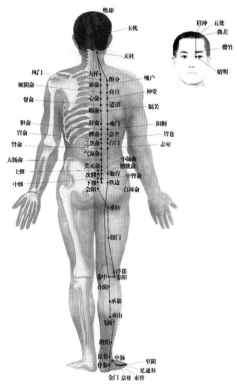

足太阳膀胱经

2. 主要病候

小便不通，遗尿，癫狂，疟疾，目痛，迎风流泪，鼻塞多涕，鼻衄，头痛，项、背、臀部及下肢循行部位痛麻等。

3. 主治概要

本经主治头、项、目、背、腰、下肢部病证及神志病；背部第 1 侧线的背俞穴及第 2 侧线相平的腧穴，主治与其相关的脏腑病证和有关的组织器官病症。

（八）足少阴肾经

1. 经脉循行

始于足小趾之下，斜向足心，出于舟骨粗隆下，沿内踝后，分支进入足后跟，再向上行于小腿后内侧，出腘窝内侧，向上经大腿内后缘，通向脊柱，属于肾，络于膀胱。

肾脏部直行的脉：从肾向上，通过肝、横膈，进入肺中，沿喉咙，夹舌根部。

肺部支脉：从肺部出来，连络于心，流注于胸中，与手厥阴心包经相接。

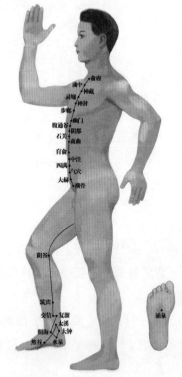

足少阴肾经

2. 主要病候

咯血、气喘、舌干、咽喉肿痛、水肿、大便秘结、泄泻、腰痛、脊股内后侧痛、痿弱无力、足心热等。

3. 主治概要

本经主治妇科病，前阴病，肾、肺、咽喉病，以及经脉循行部位的其他病症。

（九）手厥阴心包经

1. 经脉循行

始于胸中，出属心包，向下通过膈肌，经历从胸至腹，依次

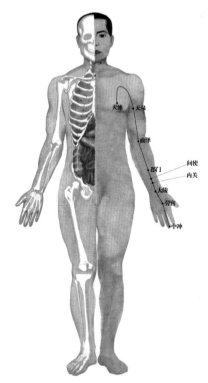

手厥阴心包经

连络上、中、下三焦。

胸中支脉：沿着胸中，出胁，至腋下3寸处（天池），上行达腋下，沿上臂内侧，行于手太阴肺经和手少阴心经之间，入肘中，向下行于前臂两筋之间，进入掌中，沿着中指到指端（中冲）。

掌中支脉：从掌中（劳宫）分出，沿无名指到指端（关冲），接手少阳三焦经。

2. 主要病候

心痛、胸闷、心惊、心烦、心中热、癫狂、腋肿、肘臂挛痛、掌心发热等。

3. 主治概要

本经主治心、胸、胃、神志病及经脉循行部位的其他病症。

（十）手少阳三焦经

1. 经脉循行

起于无名指末端（关冲），向上行于小指、无名指之间，沿手背，出于前臂外侧桡骨、尺骨之间，向上通过肘尖，沿上臂外侧，通过肩部，交出足少阳胆经的后面，进缺盆，分布于胸中，散络于心包，下通横膈，属上、中、下三焦。

胸中支脉：从胸中向上，出缺盆，上行颈旁，联系耳后，沿耳后直上，出耳部，上行额角，再屈而下行至面颊，至目眶下。

耳后支脉：从耳后入耳中，出走耳前，与前脉交叉于面颊部，到达外眼角（丝竹空之下），与足少阳胆经相接。

2. 主要病候

腹胀、水肿、遗尿、小便不利、耳聋、咽喉肿痛、目赤肿痛、颊肿、耳后、肩臂肘部外侧痛等。

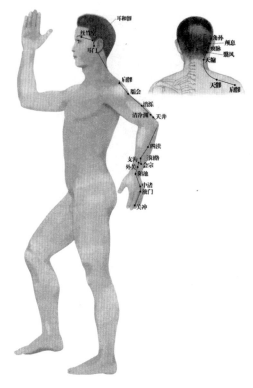

手少阳三焦经

3. 主治概要

本经主治侧头、耳、目、胸胁、咽喉病，热病，以及经脉循行部位的其他病症。

（十一）足少阳胆经

1. 经脉循行

起于外眼角，向上至额角，返回下行至耳后，沿颈侧，行手少阳三焦经之前，至肩上退后，交出手少阳三焦经之后，向下进缺盆。

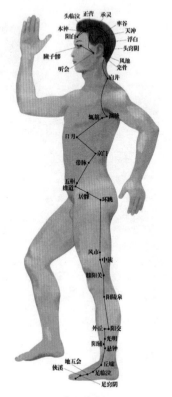

本神
头临泣 正营 承灵
阳白 率谷 天冲
瞳子髎 浮白
听会 头窍阴
风池
完骨
肩井

渊腋
辄筋
日月 京门
带脉
五枢
维道 居髎
环跳

风市
中渎
膝阳关
阳陵泉

外丘 阳交
阳辅 光明
悬钟
地五会 丘墟
侠溪 足临泣
足窍阴

足少阳胆经

　　耳部支脉：从耳后入耳中，走耳前，到外眼角后方。

　　眼部支脉：从外眼角处分出，下走大迎，会合手少阳三焦经到达眼眶下，下行经颊车，于颈部向下会合于缺盆，然后向下进入胸中，通过横膈，络于肝，属于胆，沿胁肋，出于少腹两侧腹股沟动脉部，绕阴部毛际，横行入髋关节。

　　缺盆部直行脉：从缺盆下行腋下，沿胸侧，经季胁，下行会合于髋关节部，再向下沿大腿外侧，出膝外侧，下行经腓骨前，直下到达腓骨下段，下出外踝前，沿足背部，进入足第 4 趾外侧端。

足背部支脉：从足背分，沿第 1、2 跖骨之间，出于大趾端，穿过趾甲，回过来到趾甲后的汗毛部，与足厥阴肝经相接。

2. 主要病候

口苦、目眩、疟疾、头痛、颔痛、目外眦痛、缺盆部痛、腋下痛、胸胁痛、股痛、下肢外侧痛及足外侧痛等。

3. 主治概要

本经主治侧头、目、耳、咽喉病，神志病，热病，以及经脉循行部位的其他病症。

（十二）足厥阴肝经

1. 经脉循行

起于足大趾背上毫毛部（大敦），沿着足背内侧上行，经内踝前 1 寸处，上行小腿内侧在内踝上 8 寸处，交出于足太阴脾经之后，上行腘内侧，沿大腿内侧，进入阴毛中，绕阴部，上至小腹，夹胃旁，属肝，络胆，上通过横膈，分布于胁肋，沿气管后面，向上入鼻咽部，连接于目系（眼球连系于脑的部位），向上出于前额，与督脉会合于头顶。

目系支脉：从目系下行颊里，环绕唇内。

肝部支脉：从肝分出，通过横膈，向上流注于肺，与手太阴肺经相接。

2. 主要病候

腰痛、胸满、呃逆、遗尿、小便不利、疝气、少腹肿等症。

3. 主治概要

本经主治肝病、妇科病、前阴病及经脉循行部位的其他病症。

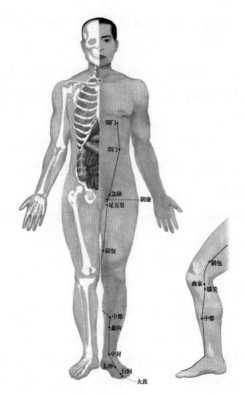

 の図中のラベル:
期门
章门
急脉
阴廉
足五里
阴包
阴包
曲泉
膝关
中都
中都
蠡沟
中封
太冲
行间
大敦

足厥阴肝经

（十三）督脉

1. 经脉循行

起于小腹内，下出于会阴部，向后行于脊柱的内部，上达项后风府，进入脑内，上行颠顶，沿前额下行鼻柱。起于小腹部，骨盆的中央，在女子，入内联系阴部的"廷孔"，为尿道口外端。由此分出一支络脉，分布外阴部，会合于会阴，绕向肛门之后，它的分支别行绕臀部到足少阴，与足太阳经的分支相合。足少阴经从大腿内后缘上行，贯通脊柱而连属于肾脏。督脉又与足太阳经起于内眼角，上行至额，交会于头顶，入络于脑，又退出下项，

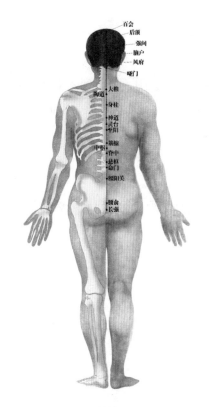

督脉

循行肩胛内侧，夹脊柱抵达腰中，入循脊里络于肾脏。在男子，则循阴茎，下至会阴部，与女子相同。

督脉另一支从小腹直上，穿过肚脐中央，向上通过心脏，入于喉咙，上至下颌部环绕唇口，向上连络两眼之下的中央。

2. 主要病候

脊柱强痛、角弓反张等症。

3. 主治概要

督脉主治神志病，热病，腰骶、背、头项局部病证，以及相应的内脏疾病。

（十四）任脉

1. 经脉循行

起于小腹内，下出会阴，向上到阴毛处，沿腹内，上出关元穴，向上达咽喉部，再上行环绕口唇，沿面部进入眼眶下。

2. 主要病候

疝气、带下、腹中结块等症。

3. 主治概要

任脉主治腹、胸、颈、头面的局部病证和相应的内脏器官疾

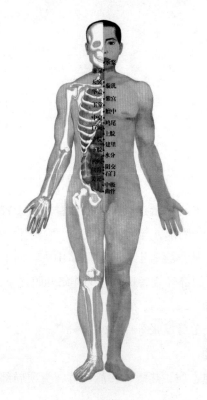

任脉

病，少数腧穴有强壮作用或可治疗神志病。

（十五）经外奇穴

1. 头面颈项部

【鱼腰】

定位：额部，在眉毛中点处，瞳孔直上。

功效：清利头目。

主治：目赤肿痛、目翳、眼睑睭动、眼睑下垂、偏正头痛、眉棱骨痛、口眼㖞斜。

【印堂】

定位：在额部，当两眉头的中间。

功效：清头明目，通鼻开窍。

主治：头痛、眩晕、小儿惊风、失眠、鼻塞、鼻渊、鼻衄、目赤肿痛、眉棱骨痛、高血压。

2. 胸腹背腰部

【夹脊】

定位：在背腰部，当第 1 胸椎至第 5 腰椎棘突下两侧，后正中线旁开 0.5 寸，一侧 17 个穴位。

功效：调理脏腑，通利关节。

主治：适应范围较广，其中，上胸部的穴位治疗心肺、胸部、上肢病症，下腹部的穴位治疗胃肠病症，腰部的穴位治疗腰腹及下肢病症。

【定喘】

定位：背部，第 7 颈椎棘突下，旁开 0.5 寸。

功效：止咳平喘，通宣理肺。

主治：哮喘、支气管炎、咳嗽、落枕、肩关节软组织损伤、上肢疼痛不举。

【腰眼】

定位：腰部，第4腰椎棘突下，旁开约3.5寸凹陷中。

功效：通经活络，调经止带。

主治：腰痛、月经不调、带下、尿频。

3. 手足四肢部

【鹤顶】

定位：在膝上部，髌底的中点上方凹陷处。

功效：祛风除湿，蠲痹止痛。

主治：膝酸痛、足胫无力、鹤膝风、脚气。

【膝眼】

定位：屈膝，在髌韧带两侧的凹陷处，在内侧的称内膝眼，在外侧的称外膝眼。

功效：祛风通络止痛。

主治：膝腿痛、鹤膝风、脚气。

【胆囊】

定位：在小腿外侧上部，当腓骨小头前下方凹陷处（阳陵泉）直下2寸。

功效：泄热利胆，缓急止痛。

主治：急性胆囊炎、慢性胆囊炎、胆石症、胆道蛔虫症、胆绞痛、下肢痿痹、胁肋胀痛。

八、特色蜂蜡疗法常用穴区及主治作用

特色蜂蜡疗法的施术部位面积大，以腧穴为中心，多由数个腧穴组成一个治疗穴区，然后确定蜡疗部位的宽度与长度为施术范围。所以，根据腧穴的穴性与主治作用选穴，结合配穴组成一个穴区，用于临床各种疾病的治疗。现将常用穴区介绍如下（各穴区蜡块覆盖区域大小以中等身材成年人的体表区域计量，不同年龄与身材可酌情变更大小，使蜡块能充分覆盖该穴区为宜）。

（一）头面颈项部

1. 眉上穴区

【穴区组成】由阳白、鱼腰、攒竹、丝竹空组成，约长7cm、宽3cm的区域。

【功效主治】散风通络，清利头目。主治头额痛、眉棱骨痛、头晕目眩、眼睑眴动、眼睑下垂，口眼㖞斜等症。

2. 四白穴区

【穴区组成】由承泣、四白、迎香、巨髎组成，约长4cm、宽3.5cm的区域。

【功效主治】祛风散邪，通经活络。主治面部神经麻痹、三叉神经痛等症。

3. 耳前穴区

【穴区组成】由耳门、听宫、听会、下关、上关组成，约长4cm、宽3cm的区域。

【功效主治】耳门、听宫、听会有开窍聪耳之功；上关、下

73

关有祛风泄热、通络止痛之效。诸穴合用，主治耳鸣、耳聋、三叉神经痛、面神经麻痹、下颌疼痛、牙痛、牙关紧闭等。

4. 面频穴区

【穴区组成】由地仓、大迎、颊车、下关组成，约长 8cm、宽 7cm 的区域。

【功效主治】祛风活络，通经开关。主治面瘫、面痛、腮腺炎、牙痛、牙关紧闭等。

5. 颈部穴区

【穴区组成】由颈 1~7 督脉线、哑门及颈 1~7 夹脊穴组成，约长 12cm、宽 4cm 的区域。

【功效主治】通督脉，散风通络，活血祛瘀。主治颈椎病、颈项强直、后头痛、肩臂痛、上肢疾病等。

（二）胸腹背腰部

1. 胸脊上穴区

【穴区组成】由胸 1~6 督脉线、大椎、陶道、身柱、神道、灵台、胸 1~6 夹脊组成，约长 18cm、宽 6cm 的区域。

【功效主治】大椎为手足三阳、督脉之会，有通阳解表、清热解毒、镇静安神之功；陶道、身柱、灵台有宣降肺气、养心安神之效；胸 1~6 夹脊穴有宣肺理气、养心安神、活血通络之功能。诸穴合用，主治上焦心肺疾患为主，如感冒、咳喘、惊悸、心痛及本段脊柱疾病等。

2. 胸脊中穴区

【穴区组成】由胸 6~10 督脉线、灵台、至阳、筋缩、中枢、胸 6~10 夹脊穴组成，约长 12cm、宽 6cm 的区域。

【功效主治】督脉的灵台、至阳、筋缩、中枢具有疏肝利胆、健脾和胃、舒筋活络之功；胸6~10夹脊穴有疏利肝胆、理气和胃之效。诸穴合用，主治肝胆疾患为主，如胁肋胀痛连及胃脘、癫痫、黄疸，以及本区段的椎体病变等。

3. 胸脊下穴区

【穴区组成】由胸9~12督脉线、筋缩、中枢、脊中、悬枢、胸9~12夹脊组成，约长9cm、宽6cm的区域。

【功效主治】健脾利湿，调理脾胃，舒筋通络。主治脾胃肠道疾患，如脘腹胀痛、胃炎、胃下垂、肠炎、泄泻、痢疾，以及本区段的椎体病变等。

4. 腰脊穴区

【穴六区组成】由腰1~5督脉线、悬枢、命门、腰阳关、腰1~5夹脊组成，约长9cm、宽6cm的区域。

【功效主治】悬枢、命门、腰阳关，具有补肾壮阳、强腰固下、散寒通络、调经止带之功。本穴区与夹脊穴相合，主治下焦疾病，如腰痛、肾病、阳痿、遗精、痛经、月经不调、带下、淋浊，以及本穴区段的腰脊病变等。

5. 骶脊穴区

【穴区组成】由腰5~骶4督脉线、腰俞、上髎、次髎、中髎、下髎穴组成，约长9cm、宽6cm的区域。

【功效主治】强腰膝，通督脉，散寒利湿，舒经通络。主治下焦与下肢疾患，如腰骶部疼痛、下肢痿痹、男性病、妇科病、泌尿系统疾病等。

6. 背俞上穴区

【穴区组成】由大杼、风门、肺俞、厥阴俞、心俞、督俞组成，约长18cm、宽6cm的区域。

【功效主治】大杼为骨会，可强筋骨，通经络，合风门疏散风邪，宣肺解表；肺俞为肺之背俞穴，有宣肺止咳、益气和营之功；厥阴俞、心俞为心与心包之背俞穴，可养心安神，宁心和营，合督脉宽胸理气，通络止痛。诸穴合用，主治心肺系统疾患，如感冒、咳喘、心悸、心痛、胸背痛、肋间神经痛、神经衰弱等。

7. 背俞中穴区

【穴区组成】由膈俞、肝俞、胆俞、脾俞、胃俞组成，约长18cm、宽6cm 的区域。

【功效主治】膈俞为血会，有利气宽胸、活血化瘀之功；肝俞、胆俞为肝胆之背俞穴，有疏肝利胆、行气通络之效；脾俞、胃俞为脾胃之背俞穴，有健脾益胃、利湿导滞之功。肝、胆、脾、胃之脏腑，在生理与病理上相互影响。诸穴相合，相互为用，对肝、胆、脾、胃气滞血瘀者更为适宜，主治肝、胆、脾、胃疾患，如胁肋与胃脘痛、胃炎、肝炎、胆囊炎、黄疸、水肿、泄泻等。

8. 背俞下穴区

【穴区组成】由三焦俞、肾俞、气海俞、大肠俞、关元俞、小肠俞、膀胱俞组成，约长 20cm、宽6cm 的区域。

【功效主治】三焦俞通利三焦，利水消肿；肾俞益肾壮阳，强腰利水；气海俞、关元俞培元固本，调理下焦；膀胱俞通利水道。诸穴合用，主治下焦疾患，如虚劳、腰痛、泄泻、遗精、遗尿、尿闭、月经不调等症，亦常用于治疗泌尿系炎症、膀胱与尿道炎症、盆腔炎症、性功能障碍等病。

9. 膻中穴区

【穴区组成】由中庭、膻中、玉堂、紫宫组成，约长 11cm、宽 6cm 的区域。

【功效主治】中庭理气宽胸，和胃降逆；膻中为心包经的募穴，八会穴之气会，有调整心脏功能、理气活血、宽胸利膈之效。诸穴合用，主治胸痛、心痛、咳嗽、气喘、呕吐、呃逆等。

10. 期门穴区

【穴区组成】由期门、日月组成，约长 7cm、宽 6cm 的区域。

【功效主治】期门为肝之募穴，日月为胆之募穴，具有疏肝利胆、通经止痛之功，主治肝胆疾患、肋间神经痛、痞块、鼓胀等。

11. 章门穴区

【穴区组成】由章门、京门组成，约长 10cm、宽 6cm 的区域。

【功效主治】章门为脾之募穴，八会穴之脏会，京门为肾之募穴。两穴合用可调整脾、肾之功能，并可利水止泻，通络止痛，主治腰痛、胁痛、腹胀、痞块、水肿、泄泻、小便不利等。

12. 中脘穴区

【穴区组成】由上脘、中脘、建里、下脘、腹通谷、阴都、石关、商曲组成，约长 10cm、宽 6cm 的区域。

【功效主治】任脉之中脘为手太阳、手少阳、足阳明、任脉之会，胃之募穴，八会穴之腑会，能调节胃功能，促进胃与十二指肠炎症吸收及溃疡愈合，是治胃病之要穴。其与上脘、下脘、建里穴相合，具有健脾和胃、理气止痛、消食降逆之功。足少阴肾经在腹部的腧穴腹通谷、阴都、石关、商曲与以上四穴相对，加强了调理脾胃、理气散瘀之功。本穴区 2 条经脉、8 个腧穴，涉及整个胃部，是治疗胃病的重要穴区，主治胃脘胀痛、胃炎、胃及十二指肠球部溃疡、呕吐、泄泻、消化不良等。

13. 神阙穴区

【穴区组成】由神阙、水分、阴交、天枢组成，约长 6cm、宽 9cm 的区域。

【功效主治】神阙位于脐部，血液循环丰富，药物易于渗透吸收，具有回阳固脱、调理肠胃之功。其与水分、阴交相配，有良好的温补下焦、健脾利水之效。天枢为大肠的募穴，可调理肠道气机，有止泻、通便的双向作用。诸穴合用，主治中风脱证、休克、腹泻、水肿、带下、崩漏等。

14. 关元穴区

【穴区组成】由气海、石门、关元、中极、曲骨组成，约长 11cm、宽 6cm 的区域。

【功效主治】以上穴位均在脐下任脉线上，具有温补下焦、培本固元之功，是人体重要的补益强壮穴位，可提高机体的免疫力，调整肠功能与肾功能。石门为三焦之募穴，关元为足三阴经、任脉之会，又是小肠之募穴，中极为膀胱经之募穴，有固精、利尿、止带之效，对泌尿、生殖系统有调节作用。诸穴合用，主治虚劳、阳痿、遗精、小便不利、水肿、月经不调、前列腺炎、盆腔炎、附件炎等。

15. 腹股穴区

【穴区组成】由气冲、夹阴、冲门组成，约长 11cm、宽 6cm 的区域。

【功效主治】以上穴位下有腹壁、髂动静脉与髂腹股沟神经分布，深层有精索（男）或子宫圆韧带（女）经过，有疏通经脉、清利湿热、活血化瘀之功，又可促进血液循环，调节盆腔内器官的神经功能，起综合治疗作用。该穴区主治少腹及腹股沟疼痛、前列腺炎、盆腔炎、精索与睾丸炎症、男性不育、子宫脱垂、疝气等。

16. 带脉穴区

【穴区组成】由五枢、维道、带脉组成，约长 12cm、宽 6cm 的区域。

【功效主治】带脉者，环绕腰腹部一周，经过十四椎，交会于足少阳胆经的带脉、五枢、维道三穴，其功用为"总束诸脉"，健运腰腹与下肢。腰腹者，为胞宫和下焦之位，可固摄下元，通冲、任，与男女生殖器官的关系尤为密切。诸穴合用，主治腰胁痛、侧腹痛、经闭、月经不调、带下、子宫脱垂、疝气、男性病等。

（三）手足四肢部

1. 肩上穴区

【穴区组成】由肩髃、巨骨、肩井组成，约长 12cm、宽 6cm 的区域。

【功效主治】肩髃为手阳明经、手足太阳经、阳维脉之会；巨骨为手阳明经、阳跷脉之会；肩井为足少阳经在肩部的腧穴。三穴均在肩部，具有祛风通络、理气止痛之功，主治肩部疾患，如肩周炎、颈椎病引起的颈肩疼痛等。

2. 肩前穴区

【穴区组成】肩前穴区约长 11cm、宽 6cm 的区域。

【功效主治】祛风通络，行气止痛，主治肩臂痛、臂不能举。

3. 肩后穴区

【穴区组成】由肩贞、肩髎、臑会组成，约长 12cm、宽 6cm 的区域。

【功效主治】肩贞属手太阳小肠经；臑会亦属手太阳小肠经，为手太阳经、阳维脉、阳跷脉之会；肩髎属手少阳三焦经。三穴均在肩后方，具有祛风通络、活血止痛之功，主治肩臂痛、肩周炎、臂重不能举、上肢瘫痪等。

4. 肩胛后穴区

【穴区组成】由肩中俞、肩外俞、秉风、曲垣、天宗组成，约长 16cm、宽 8cm 的区域。

【功效主治】本区五穴均属于手太阳小肠经，均在肩胛后背，具有宣肺理气、祛风活血、通络止痛之功，主治肩胛、肩臂、颈项、后背疼痛，喘咳等。

5. 肩臂穴区

【穴区组成】由肩髃、臂臑组成，约长 12cm、宽 6cm 的区域。

【功效主治】祛风通络，活血止痛，主治肩臂痛、上肢痹证、痿证瘫痪等。

6. 曲池穴区

【穴区组成】由曲池、肘、手三里组成，约长 12m、宽 6m 的区域。

【功效主治】曲池为手阳明大肠经之合穴，配同经之肘髎、手三里，具有疏风清热、调气和中、降逆通络之功。该穴区主治肘臂麻木疼痛、感冒、中风、高血压、牙痛、面颊肿痛或麻痹等。

7. 二泽穴区

【穴区组成】由尺泽、曲泽组成，约长 6cm、宽 5cm 的区域。

【功效主治】尺泽为手太阴肺经之合穴，具有清肺舒筋之功；曲泽为手厥阴心包经之合穴，具有清心泄热开闭之效。该穴区主治胸痛、心痛、肺热咯血、心热烦渴、咽喉肿痛、小儿惊风、肘臂挛痛、屈伸不利等，对肺心病有一定的治疗作用。

8. 二海穴区

【穴区组成】由少海、小海组成，约长 6cm、宽 5cm 的区域。

【功效主治】少海为手少阴心经之合穴，小海为手太阳小肠经之合穴，互为表里，有养心安神、活血通络之功。该穴区主治心痛、神经衰弱、精神分裂症、耳鸣耳聋、网球肘等肘关节疾病。

9. 外关穴区

【穴区组成】由外关、支沟、三阳络、会宗组成，约长 7cm、宽 5cm 的区域。

【功效主治】外关为手少阳三焦经穴，别走厥阴，八脉交会穴之一，通于阳维；支沟为手少阳之经穴；会宗为手少阳之郄穴；三阳络通于手臂之络。诸穴合用，具有清泻三焦、疏利腑膈、通经活络之功，主治热病头痛、耳鸣耳聋、肋间神经痛、手臂痹痛、麻木无力等。

10. 腕背穴区

【穴区组成】由外关、阳池、阳溪、阳谷、养老组成，约长 7cm、宽 5cm 的区域。

【功效主治】外关、阳池为手少阳三焦经之络穴与原穴；阳谷、养老为手太阳小肠经之经穴与郄穴；阳溪为手阳明大肠经之经穴。五穴均在手腕部或邻近，是手三阳经特定穴的集聚之处，具有清利头目、舒筋活络之功，主治头痛、耳鸣耳聋、咽喉肿痛、腕臂疼痛等，是治疗腕关节病症的重要穴区。

11. 内关穴区

【穴区组成】由内关、大陵、间使、郄门组成，约长 13cm、宽 5cm 的区域。

【功效主治】内关为手厥阴心包经的络穴，八脉交会穴之一，通阴维脉；大陵为手厥阴心包经之输穴与原穴；间使与郄门为手厥阴心包经之经穴与郄穴。诸穴合用，具有宁心安神、宽胸理气、活血化瘀、通络止痛之功，主治心痛、心悸、癫狂、手臂与手腕疼痛及功能性活动障碍，是治疗心血管疾病与神经系统疾病的重要穴区。

12. 神门穴区

【穴区组成】由神门、阴郄、通里、灵道组成，约长 3cm、宽 3cm 的区域。

【功效主治】神门为手少阴心经之输穴、原穴；阴郄、通里、灵道分别为手少阴之郄穴、络穴、经穴，具有宁心安神、通经活络之功。本穴区主治心痛、心悸、心律失常、神经衰弱、癔病、盗汗等。

13. 合谷穴区

【穴区组成】由合谷、阳溪组成，约长 6cm、宽 2cm 的区域。

【功效主治】具有疏散风热、通络止痛之功，主治外感风寒与风热表证、头痛、牙痛、咽喉肿痛、口眼㖞斜、耳鸣耳聋、各种痛证等。

14. 手指穴区

【穴区组成】由商阳、二间、三间、合谷、少泽、前谷、后溪、腕骨、关冲、液门、中渚组成，约长 13cm、宽 9cm 的区域。

【功效主治】泄热镇惊，清利头目，通经活络。本穴区主治头痛、耳鸣耳聋，手指与手背关节疼痛、屈伸不利、麻木无力、关节变形等。

15. 指掌穴区

【穴区组成】由少商、鱼际、少冲、少府、中冲、劳宫组成，约长 16cm、宽 9cm 的区域。

【功效主治】宁心安神，活血通络，醒神开窍。本穴区主治手指与手掌关节疼痛、屈伸不利与麻木变形等。

16. 环跳穴区

【穴区组成】由环跳、居髎组成，约长 15cm、宽 6cm 的区域。

【功效主治】环跳为足少阳、足太阳之会，居髎为足少阳、阳跷之会，均属足少阳经，循行于股骨大转子区域，有祛风通络、强健腰腿之功。本穴区主治腰腿痛、坐骨神经痛、股骨头坏死、梨状肌综合征、偏瘫等。

17. 风市穴区

【穴区组成】由风市、中渎组成，约长 15cm、宽 6cm 的区域。

【功效主治】风市、中渎为足少阳胆经在股外侧中线上的腧穴，具有祛风除湿、通经活络之功。本穴区主治下肢痿痹、半身不遂、风疹瘙痒、脚气等。

18. 血海穴区

【穴区组成】由血海穴及周围区域组成，约长 5cm、宽 5cm 的区域。

【功效主治】血海具有理血调经、祛风止痒之功，主治各种血瘀或血虚之证、月经不调、痛经、闭经、皮肤瘙痒、各种痛症等。

19. 膝外穴区

【穴区组成】由膝阳关、阳陵泉、梁丘组成，约长 15cm、宽 6m 的区域。

【功效主治】膝阳关是足少阳经在膝外侧的腧穴；阳陵泉为足少阳之合穴，八会穴之筋会；梁丘为足阳明之郄穴。诸穴合用，具有祛风湿、利关节、舒筋脉、和胃利胆之功，主治膝关节疼痛、下肢瘫痪、麻木拘挛胃痛、胆囊痛等。

20. 膝前穴区

【穴区组成】由内膝眼、外膝眼、鹤顶组成，约长 12cm、宽 8cm 的区域。

【功效主治】祛风湿，利关节，舒筋脉，主治膝关节疼痛、足膝无力瘫痪等。

21. 膝内穴区

【穴区组成】由膝关、曲泉、阴陵泉、血海组成，约长 15cm、宽 6cm 的区域。

【功效主治】膝关是足厥阴在膝内侧之输穴；曲泉亦在膝内侧，为足厥阴之合穴；阴陵泉为足太阴之合穴，与血海同在膝内侧之上下。诸穴合用，具有散风除湿、通经活络、舒利筋脉、健脾理血之功，主治膝关节疼痛、痛经、阴中痛、尿闭等。

22. 膝后穴区

【穴区组成】由委中、委阳、阴谷组成，约长 1m、宽 5m 的区域。

【功效主治】委中为足太阳膀胱经的合穴与下合穴；委阳为手少阳三焦经的下合穴，足太阳之别络；阴谷为足少阴之合穴。三穴均为合穴，同在膝后腘窝部，具有补益脾肾、舒筋活络、通利三焦之功，主治腰膝疼痛、屈伸不利、阳痿、癃闭、月经不调等。

23. 丰隆穴区

【穴区组成】由丰隆、条口、下巨虚组成，约长 4cm、宽 2cm 的区域。

【功效主治】具有健脾利湿、化痰理气、调和肠胃之功。该穴区主治各种痰证，如咳嗽痰多、头痛、耳聋、癫狂、痫证、下肢痿痹、腹胀、便秘等症。

24. 胆囊穴区

【穴区组成】由阳陵泉、胆囊组成，约长 8cm、宽 5cm 的区域。

【功效主治】阳陵泉为足少阳胆经之合穴，八会穴之筋会，与胆囊穴相合，可疏利肝胆，促进胆囊与胆管收缩与胆汁分泌。本穴区主治胆病，如胆囊炎、胆绞痛、黄疸等。

25. 胃肠穴区

【穴区组成】由足三里、上巨虚、条口、丰隆、下巨虚组成，约长 19cm、宽 6cm 的区域。

【功效主治】足三里、上巨虚、下巨虚分别为胃、大肠、小肠之下合穴，能调理胃肠功能，促进胃肠蠕动；丰隆、条口可化痰通络。诸穴合用，具有扶正祛邪、调和胃肠、理气和中、舒筋活络、化痰降逆之功。本穴区主治胃痛、腹痛、脘腹胀满、呕吐、泄泻、下肢痿痹、虚劳诸症。

26. 阴陵泉穴区

【六区组成】由阴陵泉、地机、漏谷组成，约长 19cm、宽 6cm 的区域。

【功效主治】三穴均是足太阴脾经的腧穴，走行于小腿内侧。阴陵泉为足太阴之合穴，地机为足太阴之郄穴。诸穴合用，有健脾利湿、调经理血之功，主治妇科疾病，如月经不调、痛经、子宫功能性出血、更年期综合征、附件炎、不孕症等，亦治阳痿、遗精、水肿等。

27. 绝骨穴区

【穴区组成】由悬钟、阳辅、光明组成，约长 11cm、宽 6cm 的区域。

【功效主治】悬钟又名绝骨，为八会穴之髓会；阳辅为足少阳经之经穴；光明为足少阳经之络穴，别走厥阴。诸穴相合，有补益精髓、舒筋活络、利胆祛风之功，主治下肢痿痹、筋骨挛痛、骨髓炎、腓肠肌痉挛、腓神经损伤与疼痛、偏头痛、目疾、肋间神经痛等。

28. 三阴交穴区

【穴区组成】由三阴交穴及周围区域组成，约长 5cm、宽 5cm 的区域。

【功效主治】三阴交为肝、脾、肾三经之交会穴，具有健脾利湿、补益肝肾之功。本穴区主治消化系统疾病、泌尿生殖系统疾病、妇科疾病，如腹胀泄泻、消化不良、月经不调、痛经、闭经、崩漏、水肿、带下等。

29. 小腿后穴区

【穴区组成】由承山、飞扬、跗阳组成，约长 10cm、宽 7cm 的区域。

【功效主治】三穴为足太阳经在小腿后侧的腧穴，飞扬为足太阳之络穴，跗阳为阳跷之郄穴。诸穴合用，有祛风胜湿、舒筋活络、通络止痛之功，主治小腿后侧疼痛、霍乱转筋、下肢瘫痪、痿痹不仁等。

30. 外踝穴区

【穴区组成】由昆仑、仆参、申脉、金门组成，约长 13cm、宽 5cm 的区域。

【功效主治】昆仑穴为足太阳膀胱经之经穴；仆参为足太阳、阳跷之会；申脉为八脉交会穴，通于阳跷脉；金门为足太阳之郄穴。诸穴合用，有祛风通络、舒利筋骨、清利头目之功，主治下肢痿痹、踝关节疼痛、跟骨痛、癫痫、头痛等。

31. 内踝穴区

【穴区组成】由太溪、大钟、水泉、照海、然谷组成，约长13cm、宽5cm的区域。

【功效主治】太溪为足少阴肾经之输穴、原穴；大钟为足少阴肾经之络穴，别走太阳；水泉为足少阴肾经之郄穴；照海为八脉交会穴，通于阴跷；然谷为足少阴肾经之荥穴。诸穴合用，有补肾滋阴、调经利水、通络止痛之功，主治足踝与足跟部疼痛、下肢痿痹、脚气、阳痿、遗精、月经不调、小便淋沥等。

32. 足背趾穴区

【穴区组成】由解溪、冲阳、陷谷、内庭、厉兑、足窍阴、侠溪、地五会、足临泣、束骨、足通谷、至阴、大敦、行间、太冲组成，约长19cm、宽6cm的区域。

【功效主治】清利头目，泄热镇惊，祛风胜湿，疏经通络。该穴区主治足背趾疼痛与麻木不仁、下肢痿痹、头痛、眩晕、痫证、中风、末梢神经炎、痛风等。

33. 足底穴区

【穴区组成】由涌泉、足底阿是穴组成，约长12cm、宽6cm的区域。

【功效主治】涌泉为足少阴肾经之井穴，足底阿是穴分布于足底各部。诸穴合用，具有补肾壮骨、舒筋活络、醒神开窍之功，主治足底痛、足心热、足底冰凉、头痛、头晕、癫痫、昏厥等。

第六章 蜂蜡疗法适应证与禁忌证

一、适应证

1. 骨病：腰椎间盘突出症、颈椎病、抽筋、坐骨神经痛、骨质增生等。

2. 风湿：风湿性关节炎、类风湿关节炎、腰肌劳损、肿痛等。

3. 肠胃：肠鸣、胃胀、胃寒、胃脘疼痛、便秘、腹泻等。

4. 妇科：宫寒、痛经、月经不调、乳腺增生、产后综合征、手脚冰凉、盆腔炎、附件炎等妇科疾病。

5. 男科：前列腺炎，对性功能低下者有恢复和治疗作用。

6. 美容：护肤、除皱、淡斑、抗衰老，增加皮肤吸收功能，加快代谢，明显改善女性面部黄褐斑、皮肤粗糙、皮肤松弛等，具有美容功效。

7. 减肥：除湿塑形，被动式运动。

8. 疑难杂症：皮肤瘙痒、神经性皮炎、静脉曲张、湿疹、带状疱疹、硬皮病、痛风等。

9. 心脑血管神经系统：神经性头痛、眩晕、神经衰弱、脑供血不足、周围性面瘫、眼眶神经痛。

10. 眼科：夜盲症、眼角膜炎、沙眼、眼睛发痒、迎风流泪、目赤肿痛等。

11. 呼吸系统：鼻炎、慢性鼻窦炎等。

12. 术后疼痛：术后组织器官粘连、疼痛、发痒等。

13. 炎症：肩周炎、胃炎、骨膜炎、十二指肠溃疡、结肠炎、小腹疼痛、胸膜炎、盆腔炎、胆囊炎等。

14. 外伤性：肌肉、肌腱和韧带扭伤和挫伤，肢体麻木、软组织损伤等。

二、禁忌证

1. 处于月经期、孕期者。

2. 患有严重心脏病、高血压、癫痫病者。

3. 有心脏起搏器者。

4. 体内有钢板者。

5. 患传染性疾病、皮肤有创伤者。

6. 皮肤有大面积烧烫伤者。

7. 饮酒、过饥、过饱、过度兴奋、过度疲劳时不宜立即进行蜂蜡疗。

8. 手术初愈后。

9. 高热、恶性肿瘤、温热感觉障碍者、血液循环障碍者。

10. 心力衰竭、肾衰竭者。

11. 有化脓性或厌氧菌感染、感染性皮肤病者。

12. 有结核病、脑动脉硬化、甲状腺功能亢进、出血及有出血倾向的疾病。

第七章 蜂蜡疗法优势与注意事项

一、优势

（一）易于学习掌握

蜂蜡疗法是指将蜂蜡加热熔解后涂敷于患处，将热量传入机体，发挥其机械压迫等作用的一种中医外治疗法。治疗部位以相关穴位组成的区域为主，不像针刺取穴要求那么高。针刺讲求一定的手法，注重补泻，而蜂蜡疗法只有几种不同的操作方法适用于不同的部位或病症，易于学习掌握，适合基层单位普及应用和城乡家庭使用自疗。民间许多非医务人员也能掌握和使用本疗法治病，而且效果很好。

（二）设备要求简单

蜂蜡疗法不需要复杂的医疗器械和现代医学的检查诊断设备，只需蜂蜡专用恒温融蜡锅和蜡布塑形恒温柜、毛刷等一些简单器具，甚至在家也可以进行治疗。

（三）患者易于接受

很多患者因为喝药困难或者脾胃虚弱喝药效果不佳想接受中医外治疗法。相对于针刺等治疗，蜂蜡疗法无疼痛感，较舒适，患者易于接受。

（四）治疗范围广泛，疗效显著

蜂蜡疗法可治疗骨伤科、外科、神经科、内科、皮肤科、妇科、儿科等疾病，治疗范围广泛，临床疗效显著。对于急症可迅速消肿、止痛，缓解病情；对于慢性疾病，进行规范的疗程治疗，往往收到明显的临床效果。

（五）安全可靠

蜂蜡疗法只要控制好温度、定时消毒，相比其他外治疗法要安全可靠。蜂蜡疗法操作简单易掌握，不需担心针刺治疗时可能出现的弯针、折针、滞针等事故。患者被治疗时的顾虑较小。

二、注意事项

1. 做蜂蜡疗前必须诊断清楚，并且熟悉蜂蜡疗法的适应证，不清楚病情和病因而盲目做蜂蜡疗是危险的，容易耽误病情。

2. 做蜂蜡疗每次时间 30~60 分钟，每日或隔日 1 次，7 次为一个疗程，要耐心坚持。

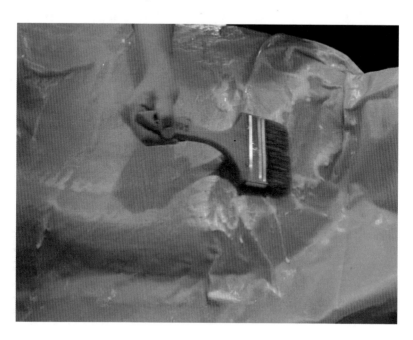

第八章 蜂蜡疗法秘现反应

一、风疹状

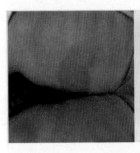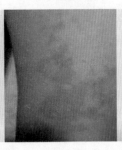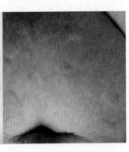

　　素体原因：精神紧张，自身内分泌系统紊乱，慢性肠胃炎，自身免疫力过低，特禀体质。

　　形成原因：素体畏寒，贪食凉食，生活没有规律，在日常的生活中，风寒湿邪常年累积，且无处发散。

　　理疗方案：一是把护理时间调整到晚上；二是等风疹在 24 小时内自行消失 。

二、疣状红疹

　　素体原因：风热，血瘀，湿滞。

　　形成原因：肝肾精血不足之体，复感风热毒邪侵袭，风热血燥，蕴于皮肤之间；或因劳汗当风，营卫不和，与肺胃

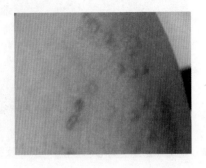

郁热搏于肌表而发，情志不畅，怒动肝火，血热瘀积于皮腠之间而发为疣赘。脾虚不运则水湿内生，湿性粘滞。

理疗方案：继续做脾胃、气血的综合调理，6 次以后一般症状自行消失。

三、点状红疹

素体原因：由中医血毒、血燥、血热引起，血瘀体质、湿热体质、特禀体质和气郁体质高发。

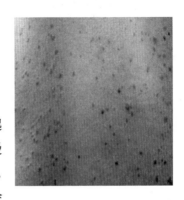

形成原因：常年生活不规律，有相应的慢性病多年，后天饮食起居和情志没有得到合理的调节，慢慢地变得抵御外界刺激的能力下降，如不能够得到合理的调节和理疗会引发心脏病、代谢类疾病、易怒。女性常见由围绝经期综合症候群引起，严重的会影响生活质量。

理疗方案：清热解毒，疏肝理气，做脏腑调理，提高自身免疫力，一般 3~5 次症状消失。

四、泡状湿疹

素体原因：风邪、湿邪、热邪、血虚。

形成原因：平时接触化学类或者有毒类的物质较多，如铅汞等。爱吃辛辣刺激的食物，常年喝刺激性饮料。宫寒月经不调，患妇科疾病者也容易出现这种现象。风寒湿邪在蜂蜡疗过程中随着汗液蒸发，自体表皮肌肤过薄而导致无法走窜而形成。

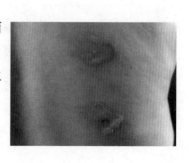

理疗方案：按照消毒法进行水泡处理。

1. 生理盐水清洗。

2. 卫生棉棒擦拭。

3. 双氧水消毒（血糖正常的情况下）。

4. 棉棒擦拭。

5. 诺氟沙星软膏涂抹。

6. 棉片轻包裹，待水泡干瘪结痂再继续。

7. 直至不再有水泡产生，证明素体已经调理平和。

五、皮肤红肿

素体原因：体内火旺，尤其为肝火旺盛或有甲状腺疾病者。

形成原因：出现的部位多为肝肾的反射区，常年服药或患脂肪肝，或遗传有过敏体质者易出现。

理疗方案：注意调整饮食，忌食辛辣刺激，避免进食易致敏的物品，如酒类、海鲜贝类，以清淡饮食为好；尽量减少外界不良刺激，如手抓，外用肥皂、热水烫洗等；衣着应较宽松、柔软。

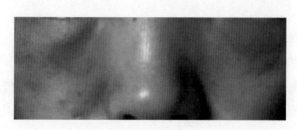

第九章 蜂蜡疗法其他操作方式及使用工具

一、其他操作方式

（一）蜡盘法

将已熔化的蜂蜡倒入准备好的盘中，其厚度应为2~4cm，待冷却成饼状以后，用刀轻轻地把蜂蜡与盘边分开，将柔软的蜂蜡（45~55℃）从盘中迅速取出，放在油布上，包好蜡的周边后放于理疗部位，再用棉垫毛毯包好。

（二）浸蜡法

依理疗部位，准备特制的木盆或瓷盆，将手、足等治疗部位先用刷子涂敷蜂蜡，待形成一层蜡壳后，再浸入盛50~60℃的蜂蜡容器中进行治疗。

（三）喷雾法

蜂蜡加热融化到70~80℃，然后倒入经过消毒的喷管直径为2~3mm的喷雾器中，将蜡喷在已清除痂皮、脓汁或分泌物的创面上，包括周围2~3cm的健康皮肤，然后用纱布或蜡饼敷盖其上部，再用胶布、床单、毛毯或棉被等包好保温。

（四）蜡袋法

蜡袋法是用塑料袋装蜂蜡代替蜡饼的一种方法。用厚0.3~0.5mm的透明聚乙烯薄膜压制成大小不同的口袋，装入占塑料容积1/3的熔解蜂蜡，排出空气后封口备用，治疗时将蜡袋放入热水中加热，使蜂蜡吸热至60℃熔解后放于治疗部位（一般水温不超过 80℃ ），可代替蜡饼。

二、使用工具

蜡疗的实施还需要一些器具，如盛蜡的容器，刷蜡用的刷子，铲蜡用的铁铲，制作蜡饼用的托盘、纱布垫等。

下篇

蜂蜡疗法临床应用

第十章 骨伤科

一、肩关节周围炎

（一）肩关节周围炎概述

1. 概念

肩关节周围炎简称肩周炎，是肩周肌肉、肌腱、滑囊和关节囊等软组织退行性改变所引起的广泛的炎性反应。本病是以肩关节疼痛、活动功能障碍为主要特征的慢性疾病，好发于 40 岁以上的人群，女性发病率高于男性。

2. 病因病机

（1）中医病因病机

本病属中医学"肩痹"的范畴，又名肩凝症、冻结肩、漏肩风、五十肩。本病的病变部位在肩部的经脉和经筋。中医认为，本病多因正气不足、营卫渐虚，局部由外伤、劳倦、风寒湿邪侵袭，或者习惯侧卧，筋脉劳损，经气运行不畅，经脉痹阻不通导致。

中医辨证将本病分为风寒闭阻、气滞血瘀、气血虚弱。以上三型均适合于蜂蜡疗法。

（2）西医病因病理

肩关节周围炎的病因至今不清，西医学一般认为与以下因素有关：由肩关节以外的疾病，如肺炎、胆囊炎等疾病反射性地引起肩关节部疼痛，使肩关节活动受限；由于上肢骨折、颈椎病等使上肢固定过久；肩关节周围软组织的迟行性病变。

3. 临床表现

肩关节周围炎呈现慢性发病，多数无外伤史，仅少数有轻微外伤。主要症状是逐渐加重的肩部疼痛、肩关节活动受限、怕冷，有时疼痛可放射至肘、手及肩胛区，但没有感觉障碍。

4. 临床诊断

本病起病多隐匿。一般无外伤史或有很轻微的外伤史。

肩前、后方，肩峰下，三角肌止点处有压痛，当上臂外展、外旋、后伸时疼痛加剧，活动受限或僵硬。持续疼痛可引起肌肉痉挛与萎缩。

X 线片及化验室检查：X 线片大多正常，后期部分患者偶可见骨质疏松，但无骨质破坏，肩关节造影有肩关节囊收缩、关节囊下部皱褶消失等变化。实验室检查多正常。

（二）蜂蜡疗法在肩周炎中的应用

蜂蜡疗部位：肩颈、全身。

辅助疗法：重点穴位按摩及涂抹蜂肽水。

近端穴位：患侧肩部的肩髃、肩髎、肩贞、肩前、肩井、天宗及阿是穴等穴位组成的治疗区域。

远端穴位：曲池、手三里、合谷，在蜂蜡疗法结束后配合蜂肽膏使用。

使用产品：蜂蜡布、蜂蜡块、草本蜂乳、蜂肽水或蜂肽膏。

时间与疗程：每日治疗 1 次，每次 40 分钟，7 次为一个疗程。后续疗程 1~2 天一次。

（三）口服产品

雨生红球藻、蜂胶、蜂王浆等。

二、颈椎病

（一）颈椎病概述

1. 概念

颈椎病又称颈椎综合征，是由于颈椎骨质增生性病变及颈椎间盘退变刺激或压迫，以头枕、颈项、肩背、上肢等部位的疼痛以及进行性肢体感觉和运动功能障碍为主要临床表现的综合征。临床多发生于中老年人，但该病现有年轻化的趋势。

2. 病因病机

（1）中医病因病机

颈椎病属于中医"痹证""项强""眩晕""痿证"等范畴。因年老体虚，筋骨衰退，腠理空虚，气血衰少，筋骨失于濡养，风寒湿邪骤袭，痹阻经络，气滞血瘀，引起酸痛不仁的症状；或久坐耗气，扭挫损伤，气滞血瘀，或恣食甘肥，劳倦太过，伤于脾胃，或内伤七情，肝脾失调，脾失健运，以致聚湿生痰，痰湿中阻，清阳不升，浊阴不降，发为眩晕；肝肾素虚，肝阳偏亢，肝风上扰，暗伤心脾，气血不足，不能濡养于脑，以致头部胀痛、眩晕，失眠。

中医辨证将本病分为风寒湿痹、痰湿阻络。以上证型均适合蜂蜡疗法。

（2）西医病因病理

颈椎间盘的退行性变是颈椎病的基本病理变化，病理改变早期为颈椎间盘变性，髓核含水量减少，纤维环纤维肿胀和玻璃样变性，甚则发生破裂。颈椎间盘变性可导致椎间隙变窄，关节功能紊乱，椎间孔缩小，椎体后缘唇样骨质增生等，从而压迫和刺激颈脊髓、神经根及椎动脉导致本病的发生。本病好发于颈 5~6 之间的椎间盘，其次为颈 6~7 及颈 4~5 之间的椎间盘。

3. 临床表现

颈椎病分为八个类型。局限型颈椎病临床表现为颈部剧痛，放射至枕顶部或肩部，头颈部活动时剧痛而受限制；神经根型颈椎病临床表现首先是颈肩痛，枕部后项部酸痛，并且按照神经根的分布向下放射到前臂和手指，轻者持续性酸痛、胀痛，重者刀割样、针刺样疼痛，有的皮肤抚摸有触电感，有的为麻木感；脊髓型颈椎病临床表现多为手足无力，下肢发紧，行走不稳，不能快步走，手握力差，有时四肢麻木，脚落地有踩棉花感；椎动脉型颈椎病临床表现常见头痛头晕、耳鸣眼花、记忆减退，少数患者可见声音嘶哑、吞咽困难等症状；交感神经型颈椎病临床表现有眼睑无力、视力模糊、瞳孔扩大等交感神经兴奋或抑制的症状；混合型颈椎病临床表现为两种以上颈椎病类型同时存在；食管受压型颈椎病最早的症状是吞咽困难；后纵韧带钙化型颈椎病临床表现与脊髓型颈椎病类似。

4. 临床诊断

有颈椎劳累史。

颈部疼痛伴上肢的麻木，疼痛呈放射性以及持物不稳等。颈部压痛，受累神经支配的皮肤感觉减退或者肌力下降。

臂丛神经牵拉试验阳性，椎间孔挤压试验阳性。

X 线检查：X 线片多见颈椎强直，骨赘形成，椎间孔变窄，椎体错位或脱位等。

颈椎的 CT 或 MRI: 可显示髓核突出、脊神经根受累且影像学改变和临床表现相符。

（二）蜂蜡疗法在颈椎病中的应用

蜂蜡疗部位：肩颈、全身

辅助疗法：重点穴位按摩及涂抹蜂肽水。

近端穴位：患处阿是穴、大椎、大抒、肩中俞、肩外俞、颈夹脊、天宗、肩井、肩髎等组成的治疗区域。

远端穴位：风池、外关、中渚、阳陵泉、悬钟，在蜂蜡疗法结束后配合蜂肽膏使用。

使用产品：蜂蜡布、蜂蜡块、草本蜂乳、蜂肽水或蜂肽膏。

时间与疗程：每日治疗1次，每次40分钟，7次为一个疗程。后续疗程1~2天一次。

（三）口服产品

地龙蛋白、磷脂酰丝氨酸、蜂胶、杜仲、纳豆。

三、急性腰扭伤

（一）急性腰扭伤概述

1. 概念

急性腰扭伤为腰部的肌肉、韧带、筋膜等软组织在活动时因用力不当而突然损伤，可伴有椎间小关节的错位及其关节囊嵌顿，致使腰部疼痛并活动受限。

2. 病因病机

（1）中医病因病机

本病中医称为闪腰岔气，多见于青壮年和体力劳动者，由持重不当或运动失度，不慎跌仆、牵拉以及过度扭转等间接暴力所致，引起腰部筋经、络脉及关节损伤，以致经气运行受阻，不通则痛，气血瘀滞局部而成。

中医辨证本病为气滞血瘀型为主，适合蜂蜡疗法。

（2）西医病因病理

本病多因为弯腰转身时突然扭闪，或体位不正确，或弯腰提取重物时用力过猛，致使腰部肌肉强烈收缩，引起腰部肌肉、韧带、筋膜或椎间小关节过度牵拉、扭转，甚至撕裂及腰骶或骶髂关节错缝。腰骶关节是脊柱的中枢，骶髂关节是躯干与下肢的纽带，体重的压力和外来冲击力多集中在这个部位，所以受伤机会多。当脊柱屈曲时，两旁的骶棘肌收缩，以对抗体重和维持躯干的位置，这时若负重过大，易使骶棘肌和腰背筋膜的附着部撕裂；当脊柱完全屈曲时，主要靠韧带来维持躯干的位置，这时如负重过大，易造成韧带损伤。

腰部活动范围过大，椎间小关节受过度牵拉或扭伤，可致骨节错缝或滑膜嵌顿。另外，腰部直接受暴力的冲击、压砸，可造成腰部软组织的挫伤。急性腰扭伤若治疗不当，可形成慢性腰痛。

3. 临床表现

急性腰扭伤患者疼痛部位多见于腰骶部，有时可见单侧或双侧臀部及大腿后部的牵涉痛，腰部各方向活动均受限。疼痛程度剧烈，咳嗽、变换体位等均可使疼痛加重。患者疼痛局部肿胀明显，或有青紫瘀斑。

4. 临床诊断

患者多有用力不当或是外伤史。腰骶部剧烈疼痛，活动受限，改变体位疼痛加剧。腰部有僵硬感。

在腰肌或棘突旁或棘间等位置有明显的压痛点，一部分患者直腿抬高试验阳性，但加强试验阴性。

X 线检查：显示生理弯曲腰曲前凸减少或消失。

CT 或 MRI：必要时可行，以排除腰椎间盘的病变。

（二）蜂蜡疗法在急性腰扭伤中的应用

蜂蜡疗部位：腰部、全身。

辅助疗法：重点穴位按摩及涂抹蜂肽水。

近端穴位：患处阿是穴、肾俞、腰眼、腰阳关等穴位组成的治疗区域。

远端穴位：委中、后溪、承山、复溜、手三里，在蜂蜡疗法结束后配合蜂肽膏使用。

使用产品：蜂蜡布、蜂蜡块、草本蜂乳、蜂肽水或蜂肽膏。

时间与疗程：每日治疗 1 次，每次 40 分钟，7 次为一个疗程。后续疗程 1~2 天一次。

（三）口服产品

海洋鱼骨胶原蛋白、雨生红球藻、蛹虫草、蜂胶、鹿鞭、杜仲。

四、腰肌劳损

（一）腰肌劳损概述

1. 概念

腰肌劳损是腰骶部肌肉、筋膜、韧带等软组织的慢性积劳性损伤，因畸形损伤未及时恢复而遗留的慢性损伤，或长期弯腰工作，或工作时姿势不正确，腰背部常负重，或因有腰部解剖结构缺陷等所引起的腰腿部疼痛，痛处固定不移。此病多见于青壮年体力劳动者和久坐的办公室工作人员。

2. 病因病机

（1）中医病因病机

本病属中医"腰痛"的范畴，因劳逸不当、跌仆闪挫、气血筋骨活动失调，或风寒湿邪等原因造成组织劳损，从而引起体位不正，都可致气滞血瘀，气血运行不畅，脉络受阻，进而发生腰痛。中医辨证将本病分为寒湿腰痛、瘀血腰痛，均适合蜂蜡疗法。

（2）西医病因病理

西医学认为，反复多次的腰部急性扭伤，未及时彻底治愈而转成慢性损伤；腰部受寒、受湿后，引起慢性腰部肌肉的软组织损伤；长期从事腰部负重持力或弯腰活动，工作姿势不良，或呈特殊工作体位，形成累积性劳损变性；腰部先天或后天畸形，腰部外伤，腰肌过度疲劳或下肢畸形。以上因素均可导致腰肌劳损的发生。

3. 临床表现

本病有急性损伤未及时彻底治愈而转成慢性损伤病史或慢性劳损病史。腰骶即有酸胀、隐痛感，时轻时重，反复发作，休息或适当活动后可减轻，劳累后加重。

4. 临床诊断

本病病程长，无明显外伤史，多由于长期弯腰等慢性积累性劳损，或急性扭伤治疗不彻底而引起。疼痛时轻时重，经常反复，休息及适当活动后减轻，劳累后加重。

压痛点广泛，以棘突两侧、腰椎横突及髂后上棘最为多见。直腿抬高试验偶可阳性，但加强试验为阴性。

X线检查无特殊，第3腰椎横突综合征者可见第3腰椎横突过长或两侧横突不对称。

（二）蜂蜡疗法在腰肌劳损中的应用

蜂蜡疗部位：腰部、全身。

辅助疗法：重点穴位按摩及涂抹蜂肽水。

近端穴位：患处阿是穴、肾俞穴、大肠俞、腰阳关穴等组成的治疗区域。

远端穴位：飞扬穴、京骨穴、侠溪穴、腰痛穴在蜂蜡疗法结束后配合蜂肽膏使用。

使用产品：蜂蜡布、蜂蜡块、草本蜂乳、蜂肽水或蜂肽膏。

时间与疗程：每日治疗1次，每次40分钟，7次为一个疗程。后续疗程1~2天一次。

（三）口服产品

地龙蛋白、人参、枸杞、鹿鞭、海洋鱼骨胶原蛋白、雨生红球藻、蜂胶、蜂王浆。

五、腰椎间盘突出症

（一）腰椎间盘突出症概述

1. 概念

腰椎间盘突出症又称腰椎间盘纤维环破裂髓核突出症。它是指腰椎间盘退行性改变后，在暴力作用下，纤维环破裂，髓核突出于纤维环之外，刺激或压迫脊髓、马尾、血管或神经根，产生的腰腿痛综合征。

2. 病因病机

（1）中医病因病机

本病相当于中医"肩背痛"的范畴。肩背痛是肾水衰，不能上濡脑，停滞在后背之骨，久则寒，寒湿向下蔓延，加之外感寒湿之邪，经脉痹阻不通，导致腰腿筋骨疼痛，不能行走。

中医辨证将本病分为寒湿腰痛、瘀血腰痛、肾虚腰痛，均适合蜡疗。

（2）西医病因病理

西医学认为，本病的病因有由腰椎间盘退行性改变、外力作用、椎间盘自身解剖因素的弱点；诱发因素：突然负重或闪腰、腰部外伤、姿势不当、腹压增高、受寒受湿等。

3. 临床表现

腰痛伴一侧或双侧下肢放射痛，腰椎活动受限。腰部活动、屈颈、咳嗽、打喷嚏等均可使疼痛加重。

4. 临床诊断

本病有腰部外伤或受寒史，腰部伴有一侧或双侧下肢放射样疼痛，腰椎活动受限。本病好发于青壮年，男性多于女性。

直腿抬高试验及足背屈加强试验均为阳性。

肌力减退，病程长者下肢肌肉萎缩。压迫马尾神经者可出现括约肌功能障碍，如二便失禁。

腱反射、膝腱反射与跟腱反射可减弱或消失。

压痛与放射痛为诊断本病的重要依据。

X线检查可见腰椎侧弯，病变椎间隙狭窄。

CT检查可见到髓核向后方突出，压迫神经根或硬脊膜囊。

MRI检查可以显示髓核突出及压迫神经根或脊髓。

（二）蜡疗疗法在腰椎间盘突出症中的应用

蜂蜡疗部位：腰部、全身。

辅助疗法：重点穴位按摩及涂抹蜂肽水。

近端穴位：阿是穴、肾俞、大肠俞、腰阳关等组成的治疗区域。

远端穴位：委中、阳陵泉、伏兔、承山、风市，在蜂蜡疗法结束后配合蜂肽膏使用。

使用产品：蜂蜡布、蜂蜡块、草本蜂乳、蜂肽水或蜂肽膏。

时间与疗程：每日治疗1次，每次40分钟，7次为一个疗程。后续疗程1~2天一次。

（三）口服产品

地龙蛋白、杜仲、海洋鱼骨胶原蛋白、雨生红球藻、蜂胶、蜂王浆。

六、膝关节半月板损伤

（一）膝关节半月板损伤概述

1. 概念

膝关节半月板损伤是膝部最常见的损伤之一，多见于青壮年人，尤其是足球、篮球运动员以及长期保持下蹲位的劳动者。膝关节半月板损伤是指由于暴力致使膝关节半月板撕裂或者分层断裂。半月板是股骨髁与胫骨髁之间的纤维软骨组织，内缘薄，周缘厚，两端借韧带附着于胫骨髁间隆起。半月板的周缘部血运丰富，体部无血液循环，由关节液供应营养。故受伤后，周缘部可能修复，而体部的修复力差。

2. 病因病机

（1）中医病因病机

中医学认为，本病属于"筋伤"的范畴，多因外伤导致局部经脉损伤，脉络阻滞，气血运行不畅，不通则痛，引起局部组织疼痛。

中医辨证将本病分为气滞血瘀、气血两虚。以上两型均适合于蜂蜡疗法。

（2）西医病因病理

膝关节半月板损伤多由间接暴力导致，分为撕裂性外力和研磨性外力两种。撕裂性外力主要见于膝关节半屈曲位，膝内收、外展及旋转运动时，膝关节半月板受到挤压及旋转的外力而撕裂；研磨性外力主要见于长期保持下蹲位的劳动者，膝部研磨力致使半月板分层断裂。

如果膝关节半月板有自身疾病如半月板囊肿、盘状半月板等，更易造成半月板的损伤。

3. 临床表现

本病多有明显外伤史。受伤早期患处关节立刻发生剧烈疼痛，局部立刻肿胀，屈伸功能障碍。

慢性患者或者是无明显外伤的患者，主要症状是膝关节的活动痛，尤以行走或上下坡时明显。少数患者还可出现跛行。一部分患者（约四分之一）在行走时会突发剧痛，膝关节不能屈伸，将疼痛膝关节稍稍晃动或者是按摩几分钟，可缓解并行走，这种现象叫交锁征。医生检查时可见受伤膝关节肿胀不是很明显，股四头肌较健侧萎缩，膝关节不能过伸或者屈曲，关节间隙处的压痛点是诊断膝关节半月板损伤的重点。

4. 临床诊断

本病患者多有膝关节的外伤史，或为从事长期下蹲工作的劳动者。

受伤局部经气运行受阻，气血瘀滞而使局部肿胀、固定点疼痛、皮下瘀斑，关节活动受限有交锁征，股四头肌较健侧萎缩。

膝关节间隙压痛，受伤关节股四头肌萎缩，肌力减退。膝关节回旋挤压（麦氏征）试验阳性、膝关节研磨挤压试验阳性。

受伤膝关节碘和（或）空气造影、MRI 检查和关节镜检查可有阳性发现。

（二）蜂蜡疗法在膝关节半月板损伤中的应用

蜂蜡疗部位：膝关节、全身。

辅助疗法：重点穴位按摩及涂抹蜂肽水。

近端穴位：阿是穴、膝眼、鹤顶、梁丘、阳陵泉等组成的治疗区域。

远端穴位：在蜂蜡疗法结束后配合蜂肽膏使用。

使用产品：蜂蜡布、蜂蜡块、草本蜂乳、蜂肽水或蜂肽膏。

时间与疗程：每日治疗 1 次，每次 40 分钟，7 次为一个疗程。后续疗程 1~2 天一次。

（三）口服产品

海洋鱼骨胶原蛋白、雨生红球藻、蛋白质、蜂胶、鹿鞭、雄蜂蛹。

七、 跟痛症

（一）跟痛症概述

1. 概念

跟痛症是指由于外伤、劳损或某些疾病引起的足跟部承重时疼痛，以跟部跖侧的疼痛为主，常伴有跟骨骨刺。本病多见于 40 岁以上的人群，尤以肥胖人士多见。

2. 病因病机

（1）中医病因病机

中医学认为，本病属于"骨痹"的范畴。外因为感受风寒湿邪或外伤劳损。内因，一为年老体弱、肝肾不足。肝藏血，血养筋，故肝主筋；肾藏精，骨髓生于精，故肾主骨。年老肝肾亏损，肝虚则血不养筋，筋不能维持骨节之张弛，关节失滑利，肾虚而髓减，致使筋骨均失养。二是久行、久立等慢性劳损，过度劳累，日积月累。筋骨受损，营卫失调，气血受阻，经脉凝滞，筋骨失养，导致本病。

中医辨证将本病分为气滞血瘀、气血虚弱、肝肾亏损。以上三类均适合于蜂蜡疗法。

（2）西医病因病理

足跟是人体负重的主要部分，而足的纵弓更是承力的主结构。跟骨、距骨、舟骨、第 1~3 楔骨和第 1~5 跖骨构成足的纵弓。跖腱膜起自跟骨跖面结节，向前伸展沿跖骨头面附着于五个足趾的骨膜，连接足的纵弓。在人体负重时起重要缓冲作用的是足跟纤维脂肪垫或跟垫，是指跟下部皮肤增厚，在皮肤和跟骨之间有弹性的脂肪组织。另外，在跟腱止点的前、后部和前下部，各有微小的滑囊，以保持跟腱免受损伤。上述的各个组织结构及其功能随着机体体质下降、长期慢性劳损、久站久立，以及运动刺激或行走时足跟部突然踩着硬物，或下楼时用力过猛、足跟着地等，使跟下软组织遭受损伤，引起跟痛症。

3. 临床表现

足跟部疼痛，负重行走时加重，休息后减轻。

4. 临床诊断

本病多有长期负重行走史，少部分人有足底被硬物顶伤史。

外因为感受风寒湿邪或外伤劳损。内因为年老体弱、肝肾不足，或是久行久立等慢性劳损，过度劳累，日积月累。筋骨受损，营卫失调，气血受阻，经脉凝滞，筋骨失养，导致足跟部疼痛，负重行走时加重，休息后减轻。局部检查不红不肿。

本病发病缓慢，多为一侧发病，可有数月或数年的病史。

X 线检查可显示跟骨结节上缘或下缘有刺状骨质增生形成。

（二）蜂蜡疗法在跟痛症中的应用

蜂蜡疗部位：膝关节、全身。

辅助疗法：重点穴位按摩及涂抹蜂肽水。

近端穴位：阿是穴、太溪、昆仑、申脉、照海、悬钟等组成的治疗区域。

远端穴位：水泉，在蜂蜡疗法结束后配合蜂肽膏使用。

使用产品：蜂蜡布、蜂蜡块、草本蜂乳、蜂肽水或蜂肽膏。

时间与疗程：每日治疗 1 次，每次 40 分钟，7 次为一个疗程。后续疗程 1~2 天一次。

（三）口服产品

海洋鱼骨胶原蛋白、黄精、葛根、玉米低聚糖、杜仲、鹿鞭、雨生红球藻、蜂胶。

八、类风湿关节炎

（一）类风湿关节炎概述

1. 概念

类风湿关节炎是一种以关节滑膜病变为主的慢性、全身性、自身免疫性疾病，主要侵犯关节滑膜，其次为浆膜、心、肺、血管、眼、皮肤、神经等结缔组织。患者多为女性，少数患者可致残。

2. 病因病机

（1）中医病因病机

本病属于中医"痹证"的范畴。中医学认为，素体虚弱、正气不足、腠理不固是本病发病的内因，风寒湿邪外侵是致病外因。本病病位在筋骨，病理性质为本虚标实，本虚是气血阴阳脏腑亏虚，标实为风寒湿外邪、瘀血、痰浊痹阻经脉。病机为经脉久痹，气血运行不畅，病及脏腑，肝肾亏虚，痰瘀互结。

中医辨证将本病分为湿热、阴虚内热、寒湿、肝肾亏虚、痰瘀闭阻。除湿热外，其他四型均适合于蜂蜡疗法。

（2）西医病因病理

西医学认为本病属于结缔组织疾病的一种，以关节病变为主，可累及皮肤、心、肺、眼、淋巴结等器官。本病发病因素有①感染：一些病毒、支原体、细菌等都可能通过某些途径影响本病的发病和病情进展。②遗传：本病患者一级亲属中患病的风险比普通人群高 1.5 倍，提示发病与遗传有关。③免疫功能紊乱：目前大量资料支持类风湿关节炎是免疫系统调节功能紊乱所致的炎症反应性疾病。④其他：吸烟、寒冷、精神刺激等因素可能与本病发病有关。

3. 临床表现

本病起病较隐匿，发病时间较长，疾病的发病期与缓解期交替出现，可先有疲乏无力、肌肉酸痛、低热等症状，后逐渐出现以下症状。

（1）关节症状

晨僵：患者在静止不动超过 1 小时后出现僵硬的感觉。此为本病的重要诊断依据之一。

关节疼痛与压痛：关节疼痛是最早出现的症状，手足的小关节，尤其近端指间关节，呈现多发性、游走性、对称性发作。疼痛关节多伴有压痛，皮肤可见褐色色素沉着。

关节肿胀、畸形：关节肿胀由关节腔内积液或关节周围软组织炎症导致。疾病进一步发展可见关节畸形，甚至为骨性强直。

特殊关节：颈椎受累可出现颈痛，髋关节受累可出现髋部疼痛，有时可见脊椎受压症状。

（2）关节外表现

类风湿结节：为本病特异性皮肤表现。无痛、大小不一、对称分布，可见于尺骨鹰嘴处、腕及指部伸侧等处。

类风湿血管炎：指甲下或指端可见小血管炎，眼部可见巩膜炎，严重者因巩膜炎而影响视力。

其他：一部分患者可见肺间质病变、肺内结节样改变、胸膜炎或心包炎等。

4.临床诊断

中医学认为，本病为素体虚弱、正气不足、腠理不固、气血失和，风寒湿邪乘虚侵入，或者是后天失养，脏腑失调，水湿运化失调，病久痰湿、瘀血留滞关节部，痹阻气血，不通则痛，见关节肿胀活动不利。病久寒热错杂，痹阻关节，可见肿胀、疼痛、僵直、关节畸形。

本病起病较隐匿，发病时间较长，疾病的发病期与缓解期交替出现。

本病有晨僵、对称性关节肿胀、压痛、关节畸形、类风湿结节等体征。

血液检查可见血红蛋白减少，淋巴细胞计数增加，疾病活动期红细胞沉降率增加，C反应蛋白增高，类风湿因子试验阳性率高。关节液浑浊，黏稠度低。

X线检查，早期可见关节周围软组织肿胀及关节附近的骨质疏松，随病情进展，可出现关节面破坏、关节间隙狭窄、关节融合或脱位。

1987年美国风湿学会在第51届年会上修订了诊断标准。诊断标准如下：

● 晨僵至少 1 小时（大于等于 6 周）。

● 3 个或 3 个以上关节肿胀（大于等于 6 周）。

● 腕、掌指关节或近端指间关节肿胀（大于等于 6 周）。

● 对称性关节肿胀（大于等于 6 周）。

● 皮下结节。

● 手的 X 线改变（至少有骨质疏松和关节间隙狭窄）。

● 类风湿因子阳性。

如具备 4 项以上指标即可确诊。

（二）蜂蜡疗法在类风湿关节炎中的应用

蜂蜡疗部位：膝关节、全身。

辅助疗法：重点穴位按摩及涂抹蜂肽水。

近端穴位：以大关节处为治疗区域。

远端穴位：尺泽、曲泽、太渊、大陵、曲池、阳池、阳溪等。阳陵泉、足三里、太溪、照海、涌泉等穴位在蜂蜡疗法结束后配合蜂肽膏使用。

使用产品：蜂蜡布、蜂蜡块、草本蜂乳、蜂肽水或蜂肽膏。

时间与疗程：每日治疗 1 次，每次 40 分钟，7 次为一个疗程。后续疗程 1~2 天一次。

（三）口服产品

蛋白质、蜂胶、蜂王浆、雪莲花粉、雨生红球藻、鹿鞭、雄蜂蛹。

九、膝骨关节炎

（一）膝骨关节炎概述

1. 概念

膝骨关节炎是一种慢性、进展性膝关节疾病，是由膝关节软骨退变和继发性骨质增生引起。本病分原发性和继发性两种，好发于 50 岁以上的女性。

2. 病因病机

（1）中医病因病机

中医学认为，人到中年以后，肝肾亏虚，骨节失养，膝关节局部劳损瘀阻，当风寒湿邪侵袭膝关节，导致经络不畅，气血瘀阻，不通则痛而发本病。肝肾亏虚是内因，风寒湿邪以及跌仆损伤为外因，血瘀是病理产物。

中医辨证将本病分为肝肾亏损、慢性劳损。以上两型均适合蜂蜡疗法。

（2）西医病因病理

西医学认为，本病发病与年龄、遗传因素、关节损伤、过度使用及肥胖等有关。其病变累及关节软骨、软骨下骨、滑膜、关节囊、韧带及相关肌肉。初期可见关节软骨局灶性表层变软、灰黄色、不透明、表面粗糙，多见于负重部位，随后软骨面出现微小裂缝、粗糙、糜烂，直至形成溃疡，使软骨面凹凸不平。最终，软骨全部脱失。

3. 临病表现

本病早期活动后膝关节疼痛、酸胀不适、膝部发软无力，上下楼膝部疼痛显著，下蹲时困难，休息可减轻，活动后再次加重。膝关节有晨僵现象，时间不超过 30 分钟。久坐后站立行走，可有短暂的关节胶着，需站立后稍活动才能迈步。

中晚期患者关节不能承重，行走失去平衡。膝关节有压痛、肿胀，有滑膜炎时皮温可升高，关节活动时可出现摩擦感。病变中晚期可见膝内翻畸形。

4. 临床诊断

原发性膝骨关节炎患者多无明显病史。

本病早期膝部疼痛，活动后疼痛显著，下蹲时困难，休息可减轻，活动后再次加重。中晚期患者关节不能持重，行走失平衡。

膝关节有压痛，浮髌试验阳性，关节活动有摩擦感，膝关节畸形。中晚期患者可见膝内翻畸形。

X 线检查分级标准：0 级，正常；Ⅰ 级，轻微骨赘；Ⅱ 级：明显骨赘，关节间隙可变窄；Ⅲ 级：关节间隙中度变窄，软骨下骨硬化；Ⅳ 级：大量骨赘，关节间隙明显变窄，严重软骨下骨硬化及明显畸形。

（二）蜂蜡疗法在膝骨关节炎中的应用

蜂蜡疗部位：膝关节、全身。

辅助疗法：重点穴位按摩及涂抹蜂肽水。

近端穴位：肝俞、脾俞、肾俞等穴位。

远端穴位：双膝犊鼻、内膝眼、鹤顶、阴陵泉、阳陵泉、足三里等穴位，在蜂蜡疗法结束后配合蜂肽膏使用。

使用产品：蜂蜡布、蜂蜡块、草本蜂乳、蜂肽水或蜂肽膏。

时间与疗程：每日治疗 1 次，每次 40 分钟，7 次为一个疗程。

后续疗程 1~2 天一次。

（三）口服产品

海洋鱼骨胶原蛋白、雨生红球藻、蜂胶、蜂王浆、玛卡、鹿鞭。

十、骨质疏松症

（一）骨质疏松症概述

1. 概念

骨质疏松症是一种以骨量降低和骨组织微结构破坏为特征的全身代谢性骨骼疾病。本病可导致骨脆性增加，患者易于骨折。骨质疏松症分为原发性和继发性。骨质疏松症可发生于不同性别和年龄，但多见于绝经后女性和老年男性。

2. 病因病机

（1）中医病因病机

中医学认为，本病属于"虚劳""骨痿""骨痹"等范畴。本病的发生发展与"肾气"有关。肾为先天之本，先天禀赋不足使肾脏亏虚，骨失所养，不能填骨充髓；脾为后天之本，年老脾胃虚弱，失于运化，肾脏藏五脏六腑之精，故肾无所藏，不能充骨生髓，导致骨质疏松；先后天不足，使正虚而卫气不固，外邪乘虚侵入人体，经络痹阻，气血失养，不能滋养骨使髓虚骨疏，不通则痛，不容则痛。

中医辨证将本病分为脾气虚弱、肝肾亏虚。以上两型均适合蜂蜡疗法。

（2）西医病因病理

西医学将本病分为原发性骨质疏松症和继发性骨质疏松症两类。原发性骨质疏松症分为绝经后骨质疏松症（Ⅰ型）、老年性骨质疏松症（Ⅱ型）和特发性骨质疏松症三类。西医学认为，导致骨质疏松症的机制是肠对钙吸收减少，肾对钙排泄增多，排泄大于吸收而引起人体负钙平衡；破骨细胞增多且活性增强，溶骨占优势，成骨细胞活性减弱，骨基质形成减少。亦可因为女性围绝经期，雌激素水平降低，或甲状旁腺功能亢进、糖尿病等疾病使机体内分泌代谢障碍，影响体内骨吸收和骨代谢的平衡；膳食结构不合理或是长期缺乏户外运动等均可诱发本病。

3. 临床表现

骨痛和肌无力：腰背部疼痛是骨质疏松症最常见、最主要的症状。疾病早期可见间断性隐痛，后发展为持续性疼痛，晚期可见全身骨痛。

骨折：轻度外伤或日常活动后易发生骨折，好发部位为胸腰段椎体、桡骨远端、股骨颈、股骨粗隆间等骨松质较多的部位。

并发症：脊柱变形，严重者可有身高缩短和驼背，椎体压缩骨折可致胸廓畸形。

4. 临床诊断

本病多见于老年女性。

腰背部疼痛是骨质疏松症最常见、最主要的症状。疾病早期可见间断性隐痛，后发展为持续性疼痛，晚期可见全身骨痛。轻度外伤或日常活动后易发生骨折。

腰背部有压痛，背部畸形，有些患者可有脊柱变形，严重者可有身高缩短和驼背，椎体压缩骨折可致胸廓畸形。骨折可伴有局部压痛、异常活动和骨擦音。

骨密度的测定对骨质疏松症有诊断意义。用同性别、同种族健康人的骨量峰值，减去所测得的骨量值（BMD）来衡量，只要骨密度减少等于或大于 2.5 个标准差，即可诊断为骨质疏松症。X 线检查对早期诊断骨质疏松症帮助不大，骨质增生不太明显。双能 X 线因其精确度较高、重复性好而被认为是目前骨质疏松症诊断的金标准。

（二）蜂蜡疗法在骨质疏松症中的应用

蜂蜡疗部位：腰肾、全身。

辅助疗法：重点穴位按摩及涂抹蜂肽水。

近端穴位：肝俞、脾俞、肾俞等穴位。

远端穴位：双膝犊鼻、内膝眼、鹤顶、阴陵泉、阳陵泉、足三里等穴位。

使用产品：蜂蜡布、蜂蜡块、草本蜂乳、蜂肽水或蜂肽膏。

时间与疗程：每日治疗 1 次，每次 40 分钟，7 次为一个疗程。后续疗程 1~2 天一次。

（三）口服产品

雄蜂蛹、鹿鞭、杜仲、黄精、葛根、海洋鱼骨胶原蛋白、蜂王浆、蜂胶。

十一、痛风性关节炎

（一）痛风性关节炎概述

1. 概念

痛风性关节炎是在关节囊、滑囊、软骨、骨质、肾脏、皮下及其他组织上由嘌呤代谢紊乱而生成的尿酸盐，进而引起病损及炎性反应，以关节急性剧痛和红肿反复发作、血尿酸增高、痛风石形成为主要特征。本病在欧美国家较多见，男性肥胖者及绝经后女性多见。

2. 病因病机

（1）中医病因病机

痛风病属于中医学中"痹证"的范畴。先天不足、后天失养，日久损及脾肾；或年老五脏功能失调，脾失健运，脾胃升清降浊功能失司，肾气泌浊无权，导致痰浊内生，凝滞经脉，酿生浊毒。浊毒流注经络骨节，阻滞经络，不通则痛；甚则痰浊之毒附骨，变生痛风结节，致关节肿胀畸形僵硬；日久痰浊癖腐而溃流脂浊。另外，本病的发生还与风、寒、湿、热、瘀血、痰浊等有关。患者因外感风湿，郁而化热，湿热郁滞关节，使关节剧烈疼痛，红肿发热；或外感风寒湿，痹阻经络，阻滞气血，不通则痛，则肢体关节疼痛；或因外伤瘀血内停，或因过食肥甘厚味，痰湿内生，使经脉痹阻而发病。

中医辨证将本病分为湿热蕴结、瘀热阻滞、痰浊阻滞、肝肾阴虚。痰浊阻滞、肝肾阴虚两型均适合蜂蜡疗法。

（2）西医病因病理

西医学认为痛风是因嗜食高蛋白、高嘌呤食物以及酗酒，使嘌呤代谢紊乱，引起尿酸盐类在组织中沉淀，引起非特异性炎症反应，造成关节软骨的溶解和软组织损伤。

痛风分为原发性和继发性两种。原发性者有家族聚集性，继发性者可由肾脏疾病、心血管疾病、血液病等多种疾病引起。近年来，有人发现痛风患者有过敏体质的表现，如某些患者误食一种食物后，同时可引起痛风和其他过敏症状。此外，外伤、过度运动、饮酒、过量进食高蛋白饮食、肥胖、急性感染和外科手术等，都能导致痛风的复发。

3. 临床表现

本病分为四期。

（1）无症状期

仅见血尿酸持续性或波动性增高而未见其他症状。

（2）急性关节炎期

关节炎急性发作，多见午夜急性起病，持续数周逐渐减退，病变关节出现疼痛、红肿、剧痛难忍、关节活动受限，局部出现脱屑和瘙痒，还会出现头痛、心悸、疲乏、厌食等全身症状。

（3）间歇期

可间歇数月或数年。随病情发展，发作次数逐渐增多，间歇期逐渐缩短，疾病发作时间延长，逐渐发展为慢性关节炎期。

（4）慢性关节炎期

尿酸盐在关节内沉积逐渐增多，疼痛发作逐渐频繁，肿胀疼痛很难缓解，常造成关节畸形及僵硬，约2%在关节附近形成痛风石，伴有肾脏的损害，以及心血管的损害。

4.临床诊断

常有劳累、多食肥甘厚味及外感风寒等病因。

病变关节出现疼痛、红肿、剧痛难忍、关节活动受限，局部出现脱屑和瘙痒，以第 1 跖趾关节最多见，其次为踝、手、腕、膝、肘等关节，还会出现头痛、心悸、疲乏、厌食等全身症状。

疼痛关节可呈暗红色，压之褪色但放手又变暗红。肢体有痛风结石形成者，肿胀日久可见皮下白色结石沉积于肌腱、筋膜、关节囊等处。

血常规示白细胞计数升高，红细胞沉降率增快，血尿酸、尿尿酸升高。

双肾及膀胱 B 超常可显示有痛风结石形成，X 线摄片检查，可显示关节软骨缘的骨质有不整齐的穿凿样缺损。

（二）蜂蜡疗法在痛风性关节炎中的应用

蜂蜡疗部位：膝关节、全身。

辅助疗法：重点穴位按摩及涂抹蜂肽水。

近端穴位：阿是穴，以及疼痛关节处穴位组成的治疗区域。

远端穴位：以背部膀胱经及督脉穴位组成的治疗区域，在蜂蜡疗法结束后配合蜂肽膏使用。

使用产品：蜂蜡布、蜂蜡块、草本蜂乳、蜂肽水或蜂肽膏。

时间与疗程：每日治疗 1 次，每次 40 分钟，7 次为一个疗程。后续疗程 1~2 天一次。

（三）口服产品

壳寡糖、植物甾醇、荷叶决明子、火麻仁、雨生红球藻、蜂胶。

第十一章 外科

一、静脉曲张

（一）静脉曲张的概述

1. 概念

静脉曲张是指由于血液淤滞、静脉管壁薄弱等因素，导致的静脉迂曲、扩张。身体多个部位的静脉均可发生曲张，比如痔疮其实就是一种静脉曲张，临床可见的还有食管胃底静脉曲张、精索静脉曲张及腹壁静脉曲张等。静脉曲张最常发生的部位在下肢。值得强调的是，静脉曲张是其他病变的继发表现。

2. 病因病机

（1）中医病因病机

嗜食辛辣刺激之品，湿热内生，加之长期站立，以致湿热下注，而使脉络气血运行受阻，瘀结于下则为病。

久居阴凉、潮湿之处，或长期涉水作业，湿邪外袭，阻于经络，气血运行失畅，脉络瘀滞。

年老体弱，诸脏气虚，血脉不利，久瘀不化，溃疡久治不愈。

（2）西医病因病理

静脉曲张的病因、发病机制尚未完全明确，先天性的静脉壁结构缺陷、后天的静脉结构改变、静脉回流障碍等因素均可能与发病相关。不良生活习惯、妊娠、肥胖也会诱发静脉曲张。本病好发于妊娠者、长期站立工作、久坐者和肝硬化的人群。

3. 临床表现

（1）表层血管像蚯蚓一样曲张，明显凸出皮肤，曲张呈团状或结节状。

（2）腿部有酸胀感，皮肤有色素沉着、脱屑、瘙痒，足踝水肿。

（3）肢体有异样的感觉，针刺感、奇痒感、麻木感、灼热感。

（4）表皮温度升高，有疼痛和压痛感。

（5）局部坏疽和溃疡。

若为单纯性下肢浅静脉曲张，一般临床症状较轻，进展较慢，多表现为单纯曲张，少数情况可有血栓性静脉炎、静脉溃疡等情况；若为深静脉瓣膜功能不全，甚至深静脉回流受阻情况，则病情相对较重，小腿站立时有沉重感，易疲劳，甚至下肢肿胀及有胀破性疼痛，后期则发生皮肤营养性变化，脱屑、萎缩、色素沉着、湿疹溃疡形成。

4. 临床诊断

下肢静脉曲张具有明显的形态特征，通过一般体格检查即可以明确诊断。但如前所述，仍需鉴别导致静脉曲张的内在原因，为临床诊治提供依据。必要时需进行静脉超声或造影检查。

（二）蜂蜡疗法在静脉曲张中的应用

蜂蜡疗部位：膝关节、全身。

辅助疗法：重点穴位按摩及涂抹蜂肽水。

近端穴位：以承山穴和涌泉穴组成的治疗区域。

远端穴位：膝眼、胫骨、足三里，在蜂蜡疗法结束后配合蜂肽膏使用。

使用产品：蜂蜡布、蜂蜡块、草本蜂乳、蜂肽膏。

时间与疗程：每日治疗1次，每次40分钟，7次为一个疗程。后续疗程1~2天一次。

（三）口服产品

蜂胶、蜂王浆、地龙蛋白、花粉、植物甾醇、荷叶决明子、黄精、葛根。

二、血栓闭塞性脉管炎

（一）血栓闭塞性脉管炎概述

1. 概念

血栓闭塞性脉管炎是一种主要侵犯四肢中、小动静脉的全身非化脓性周围血管节段性炎性疾病。本病主要累及下肢，亦可累及肠系膜、脑血管以及冠状动脉，主要表现为患肢疼痛、间歇性跛行、足背动脉搏动减弱或消失，以及游走性表浅静脉炎，伴有发凉、麻木、足底弓疼痛。本病病变部位可因营养障碍发生脱疽。本病多发于青壮年男性。

2. 病因病机

（1）中医病因病机

中医认为本病多为脾失健运，无以生化，则气血亏虚，继而脏腑四肢不得濡养；或肾阳亏损，温煦不足，四肢经脉不得气血濡养，则寒凝血瘀致本病。

中医将本病分为寒湿、血瘀、热毒、气血两虚、肾虚五类。以上类型均可使用蜂蜡疗法。

（2）西医病因病理

本病于西医病因尚未明确，多认为有以下几种学说。

烟草致敏学说：烟草中尼古丁可引起小血管痉挛，吸烟也可兴奋交感神经，血管活性物质增多，引发血管痉挛及内皮细胞损伤。

寒冻学说：寒冷刺激下，引起血管痉挛和血管内皮损伤，滋养血管炎性病变。机体对寒冷的不适应及对寒冷反应较敏感者易发生本病。

免疫学说：近代免疫学研究表明本病属自身免疫性疾病。患者的血清存在抗核抗体，病变的血管中存在对动脉有强烈亲合力的免疫球蛋白及 C3 复合物。

本病多在吸烟刺激下发生免疫反应，反应形成的免疫复合物损坏血管，引发血管炎症反应和血栓形成而致病。

激素学说：本病有明显的性别差异，80%~90% 患者为青壮年男性，主要因为雌激素对血管有一定保护作用，当男性前列腺功能紊乱时，前列腺素减少，前列腺素扩张血管和抑制血小板聚集作用减弱，从而导致本病。

另外还有精神情感学说、饮食学说、遗传学说、血液流变学说等。

3. 临床表现

本病多见于青壮年男性，多发于下肢，病程缓慢。典型症状为疼痛，患肢常伴发凉、麻木，患肢呈现一时性或持续性苍白、发绀，有灼热及刺痛等感觉异常。小腿部常发生浅表性静脉炎和水肿。患者患肢下垂，抱膝而坐，夜不得眠，出现静息痛，继之出现间歇跛行，后期趾端出现溃疡或坏疽。

4. 临床诊断

本病多发于 20~40 岁青壮年男性，常有吸烟史，病程缓慢。

早期可见患肢疼痛，伴有发凉、麻木。患者出现静息痛、间歇性跛行、溃疡以及坏疽。患肢皮肤出现颜色改变，可见色苍白、潮红、紫红或青紫。

患肢有发作性疼痛、发凉怕冷、麻木、皮肤颜色改变、感觉异常，伴游走性血栓性浅表静脉炎，间歇性跛行、静息痛、动脉搏动减弱或消失、肢端典型溃疡或脱疽。

肢体抬高试验阳性者提示患肢严重供血不足。解张试验做蛛网膜下腔或硬膜外腔阻滞麻醉，然后在下肢同一位置对比阻滞前后的温度变化，阻滞麻醉后皮肤温度升高愈明显，药物动脉痉挛因素所占比重愈高。如果没有明显改变，说明病变动脉已处于严重狭窄或已完全闭塞。

在疾病活动期，患者血液中 IgG、IgA、IgM、抗动脉抗体、免疫复合物阳性率增高，T 细胞功能降低。

动脉造影：病变多在股动脉及其远端动脉，动脉呈节段性闭塞、狭窄，闭塞段之间的动脉和近心端动脉多属正常，动脉闭塞的近、远端多有树根形侧支循环动脉。

（二）蜂蜡疗程在血栓闭塞性脉管炎中的应用

蜂蜡疗部位：膝关节、全身。

辅助疗法：重点穴位按摩及涂抹蜂肽水。

近端穴位：阿是穴、血海、梁丘、鹤顶、犊鼻、内膝眼、足三里、阴陵泉、阳陵泉、丰隆、三阴交等穴位组成的治疗区域。

使用产品：蜂蜡布、蜂蜡块、草本蜂乳、蜂肽膏。

时间与疗程：每日治疗 1 次，每次 40 分钟，7 次为一个疗程。后续疗程 1~2 天一次。

（三）口服产品

蜂胶、蜂王浆、壳寡糖、雨生红球藻、植物甾醇、地龙蛋白、纳豆。

第十二章 神经科

一、三叉神经痛

（一）三叉神经痛概述

1. 概念

三叉神经痛又称痛性抽搐，是三叉神经分布区内出现一种不明原因的突发的短暂而反复发作的剧烈性疼痛。本病与中医"面风痛"较类似。西医将其分为原发性与继发性两类。本病多发于中老年人，且女性患病人数较男性多，于50~70岁达到发病峰值。

2. 病因病机

（1）中医病因病机

中医认为本病多由外感六淫、饮食不规律、七情所伤、阴阳失调等诸多因素影响，以致经络闭阻，不通则痛。风寒外邪侵犯阳明，风为阳邪，易上犯头面，而寒为阴邪，易凝滞气血，气血不通，则疼痛产生。过食辛热之品，胃热火盛，或外感风热，邪热犯胃，循经上行头面。内伤七情，肝气不疏，郁而化火；或因肾阴不足，阴不敛阳，肝胆之火上炎，肝火循胃络上扰面颊而发病。脾失健运，痰浊内生，阻塞脉络；或久病邪犯经络，瘀血内阻，络脉不通，不通则痛，而致本病。

（2）西医病因病理

三叉神经痛可分为原发性和继发性。原发性即一般所称的三叉神经痛，多无明确的病理损害，偶尔于手术中发现供养神经的血管有动脉硬化、动脉移位或扭曲、脑膜增厚、骨孔狭窄，使神经根或半月节受压。继发性三叉神经痛有明确的病因，如颅底或脑桥小脑角的肿瘤、转移瘤和脑膜瘤、脑干梗死、多发性硬化等侵犯三叉神经的感觉根或髓内感觉核而引起疼痛，多伴有邻近结构的损害和三叉神经本身的功能丧失。

3. 临床表现

面部三叉神经分布区域定时的短暂剧痛发作，发作前无先兆，疼痛来去迅速，多为电击样、闪电样、刀割样疼痛，发作时间短，一般不超过2分钟，发作间期无异常感觉，早期发作少、时间短。面部肌肉为反射性抽搐，牵连一侧口角。病情反复。

4. 临床诊断

面部无先兆的出现电击、刀割、烧灼、撕裂或针刺样短暂疼痛，有一定触发点，疼痛限于一侧。

三叉神经分支在面部的分布区域阵发性剧痛，以第2支、第3支为主要受累区域，发作定时、短暂，神经系统无阳性体征。

临床应排除鼻窦炎、舌咽神经痛、蝶腭神经痛等，以及继发性三叉神经痛（指有明确的病因所致，常见者有脑桥小脑角肿瘤、颅底恶性肿瘤等）。

（二）蜂蜡疗法在三叉神经痛中的应用

蜂蜡疗部位：面部、全身。

辅助疗法：重点穴位按摩。

近端穴位：阳白、鱼腰、攒竹、丝竹空、承泣、四白、迎香、巨髎、地仓、大迎、颊车等穴位组成的治疗区域。

远端穴位：由印堂穴向上推至发际处，外关和内关，在蜂蜡疗法结束后配合蜂肽膏使用。

使用产品：蜂蜡布、蜂蜡块、草本蜂乳、蜂肽宁膏。

时间与疗程：每日治疗 1 次，每次 40 分钟，7 次为一个疗程。后续疗程 1~2 天一次。

（三）口服产品

蜂王浆、蜂胶、磷脂酰丝氨酸、鱼油、荷叶决明子、植物甾醇、纳豆、地龙蛋白。

二、重症肌无力

（一）重症肌无力概述

1. 概念

重症肌无力是指因神经肌肉接头突触后膜上乙酰胆碱受体受损，而使神经肌肉接头传递功能障碍的一类获得性自身免疫性疾病。本病以部分或全身骨骼肌波动性肌无力和骨骼肌疲劳为主要表现，在我国南方发病率较高。本病属中医"痿证"范畴。

2. 病因病机

（1）中医病因病机

中医认为本病因各种因素导致脾胃受损，肝肾亏虚，阴津耗伤，而筋脉肌肉失于濡养所致，主要为先天禀赋不足，复加之饮食不节、情志不舒、劳倦过度等因素。机体禀赋不足，正气虚弱，脾胃虚弱，则后天失养，水谷精微运化输布失常，气血生化无源，五脏不养，气血不行，则肌肉筋脉失养，而成痿证；先天不足，素体虚弱久病，亦或劳役过度，筋脉不受气血所养故致本病。久病伤阳，阳虚则阴寒胜，使脾肾经脉阻滞，运化失司，筋脉失于温煦，故痿软无力。久病阳虚，脾阳虚则水湿内停，凝聚为痰，浊阴郁阻而致本病。

中医辨证将本病分为肺热津伤、湿热浸淫、脾胃亏虚、肝肾亏损。以上四型均适合于蜂蜡疗法。

（2）西医病因病理

西医针对本病病因尚未明确阐明。本病为乙酰胆碱抗体介导的，在细胞免疫和补体参与下的自身免疫性疾病。造成此病的有自身免疫系统疾病、胸腺组织异常、年龄、性别、遗传因素或者感染、手术等外因。自身免疫性疾病多发生在遗传的基础上，遗传可能为其内因。

3. 临床表现

本病患者年龄大多为 10~35 岁，起病不易发现，病程中缓解与复发交替出现，病程迁延时间长。发病多以脑神经支配肌肉开始，范围逐步扩大。患者受累骨骼肌出现病态疲劳，即肌肉连续收缩后表现为严重无力甚则瘫痪，休息后减轻，而且现晨轻暮重现象。肌疲劳试验呈阳性，胆碱酯酶抑制剂治疗有效。肌无力的分布以眼外肌首发为最常见，其次为表情肌、舌肌、咽喉肌、咀嚼肌，四肢肌或躯干肌首发最为少见。其他表现还可见：肌萎缩轻微或无，腱反射正常，偶有活跃，罕见椎体束征，共济失调检查结果正常。眼和颈后肌可有痛感，手足或面部可有麻木感，但无客观感觉异常，心肌受累达 40%。

4. 临床诊断

本病患者年龄大多为 10~35 岁，起病不易发现，病程中缓解与复发交替出现，病程迁延时间长。

发病多以脑神经支配肌肉开始，范围逐步扩大。患者受累骨骼肌出现病态疲劳，即肌肉连续收缩后表现为严重无力甚则瘫痪，休息后减轻，且呈现晨轻暮重现象。

肌疲劳试验呈阳性，胆碱酯酶抑制剂治疗有效。

腾喜龙(依酚氯铵)或新斯的明试验、肌力改变支持本病诊断。

胸部 X 线片或 CT 如发现胸腺肥大或胸腺瘤，则有助于诊断。

80% 以上患者的血清抗 ACR 抗体阳性。

重复神经电刺激呈阳性，单纤维肌电图间隔时间延长。

（二）蜂蜡疗法在重症肌无力中的应用

蜂蜡疗部位：脾胃、全身。

蜂蜡疗取穴：由背部膀胱经及督脉上的穴位组成的治疗区域。

使用产品：蜂蜡布、蜂蜡块、草本蜂乳。

时间与疗程：每日治疗 1 次，每次 40 分钟，7 次为一个疗程。后续疗程 1~2 天一次。

（三）口服产品

蜂胶、蜂王浆、黄精、葛根、山药、茯苓、人参、枸杞、鹿鞭。

三、脑血管后遗症

（一）脑血管后遗症概述

1. 概念

脑血管病后遗症是指在脑出血、脑血栓形成、脑栓塞、脑血管痉挛以及蛛网膜下腔出血等脑血管病急性期经救治后所遗留的轻重不等的肢体瘫痪、失语、口眼㖞斜、吞咽困难、思维迟钝、联想困难、记忆减退、烦躁抑郁等症状，以中老年人为多见。本病属于中医"中风""半身不遂""偏枯"的范畴。

2. 病因病机

（1）中医病因病机

中医学认为，本病多发于中老年人。人至中年，由壮渐衰，心、肝、肾三脏阴阳失调，气血逆乱。因内伤积损、劳欲过度、饮食不节、情志所伤、气虚邪中等因素致经络脏腑功能失常，阴阳失衡，气血逆乱，夹痰夹火，横窜经络，蒙蔽清窍，而致中风发作。经救治后，中脏腑之危象已解，但瘀血痰浊尚瘀于脑，且久病入络，由此而致经气不利，从而出现肢体瘫痪、言语不利、口眼㖞斜，吞咽困难、思维迟钝、烦躁抑郁等中风后遗症状。中医辨证将本病分为肝阳暴亢、风痰阻络、痰热腑实、气虚血瘀、阴虚风动。除肝阳暴亢、阴虚风动外，其他三型均适合于蜂蜡疗法。

（2）西医病因病理

很多全身性血管病变、局部脑血管病变及血液系统病变都与本病有关，其病因可以是单一的，也可以是多种病因联合。常见的病因：血管壁病变，以高血压性动脉硬化和动脉硬化所致的血管损伤最常见，为最主要的原因。心脏病和血流动力学改变，如高血压、低血压或血压的急骤波动以及心功能障碍、心律失常、风心病，特别是房颤。血液成分和血液流变学改变，如各种原因所致的高黏血症（如脱水、红细胞增多症），以及凝血机制异常。其他病因，如空气、脂肪等栓子，脑血管受压，外伤，痉挛等；代谢病中糖尿病与脑血管病关系最密切。

脑血管病的诱因有很多，包括：情绪波动；暴饮暴食或饮酒过量；劳累过度；气候变化、妊娠、大便过干等；糖尿病、高血压、高血脂等疾病因素；服药不当，如高血压药的服用不当。

3. 临床表现

麻木：患侧的肢体有麻木感，尤其是肢体末端，如手指、脚趾，患侧面部皮肤有蚁行感，或针刺感，或表现为刺激反应迟钝。

偏瘫：指患侧的一侧上下肢、面肌、舌肌下部运动障碍，又叫做半身不遂。

失语：丧失对语言的理解和表达能力。

失认：指患者认识能力的缺失，包括视、触、听觉以及对身体部位认识能力的缺失。

失用：患者肢体无感觉障碍、共济失调，也无瘫痪，但不能准确完成有目的的动作。

4. 临床诊断

本病多发于中老年人，有脑血管疾病病史者。

患者有肢体偏瘫、失语、口眼㖞斜、吞咽困难、思维迟钝、联想困难、记忆减退、烦躁抑郁等症状。

（二）蜂蜡疗法脑血管病后遗症的应用

蜂蜡疗部位：面部、全身。

蜂蜡疗取穴：蜡疗部位由背部膀胱经及督脉上的穴位组成的治疗区域。

使用产品：蜂蜡布、蜂蜡块、草本蜂乳。

时间与疗程：每日治疗 1 次，每次 40 分钟，7 次为一个疗程。后续疗程 1~2 天一次。

（三）口服产品

蜂胶、蜂王浆、纳豆、地龙蛋白、菊花、葛粉、鱼油、雨生红球藻。

四、周围性面部神经麻痹

（一）周围性面神经麻痹概述

1. 概念

周围性面神经麻痹是指由于感受风寒、病毒感染或自主神经功能不稳而引起的茎乳孔内面神经的急性非化脓性炎症所致的急性非特异性炎症。

2. 病因病机

（1）中医病因病机

中医学认为，本病多由经络空虚，风寒或风热之邪乘虚侵袭阳明、少阳经络，以致风痰、瘀血阻滞经脉，经筋失养，筋肉纵缓不收而发病；肝阳上亢、肝阳化风走窜经络也可导致本病。

（2）西医病因病理

西医学对面神经麻痹的病因未能完全阐明。受冷、病毒感染，如带状疱疹和自主神经功能不稳而引起局部营养神经的血管痉挛，导致神经的缺血炎性水肿，压迫到面神经，使面神经水肿和脱髓鞘，严重者有轴突变性。

3. 临床表现

本病常为急性起病，数小时到三天内达到高峰。

本病患者男性多于女性，任何年龄均可发病，多见于20~40岁。

疾病初期，可见侧耳后乳突区、耳内或者下颌角的疼痛。一侧表情肌完全瘫痪，额纹消失、眼裂变大、露睛流泪、眼裂不能闭合或闭合不全、鼻唇沟变浅、喝水漏水、鼓腮漏气、口角下垂、示齿时口角歪向健侧，不能做皱额、蹙眉、撅嘴等动作。颊肌瘫痪使食物容易滞留于病侧齿颊之间。患者可有舌前 2/3 味觉障碍等症状。本病多为单侧发病。

4. 临床诊断

本病常为急性起病，患者男性多于女性，任何年龄均可发病，多见于 20~40 岁。风寒证患者多有受寒史，风热证患者多在感冒发热、中耳炎、牙齿肿痛之后发病。

周围性面神经麻痹是茎乳突孔内急性非化脓性面神经炎引起的周围性面神经瘫痪。临床以突然发生的一侧面部瘫痪、口眼㖞斜为主症。

（二）蜂蜡疗法在周围性面神经麻痹中的应用

蜂蜡疗部位：面部、全身。

蜂蜡疗取穴：阳白、鱼腰、攒竹、丝竹空、承泣、四白、迎香、巨髎、耳门、听宫、听会、下关、上关、地仓、大迎、颊车等穴位组成的治疗区域。

使用产品：蜂蜡布、蜂蜡块、草本蜂乳。

时间与疗程：每日治疗 1 次，每次 40 分钟，7 次为一个疗程。后续疗程 1~2 天一次。

（三）口服产品

蜂胶、蜂王浆、菊花、葛根、地龙蛋白、纳豆。

第十三章 内科

一、慢性肠炎

（一）慢性肠炎概述

1. 概念

慢性肠炎是由于细菌、病毒感染，或过敏反应所致的肠道的慢性炎症性疾病，秋冬季较常见。本病可由急性肠炎迁延或反复发作而来，病程多在 2 个月以上。长期过度疲劳、情绪激动、过度精神紧张，加以营养不良，都可成为慢性肠炎的诱因。本病也可继发于咀嚼障碍、胃酸缺乏、胃大部切除术后、肠道寄生虫病等疾患。本病发病慢，病程长，主要表现为反复发作、时轻时重的腹痛、腹泻、消化不良、黏液便、脱肛等症状，缠绵难愈，病程较长。

2. 病因病机

（1）中医病因病机

本病属中医学"慢性腹痛""慢性腹泻"的范畴。本病的病变部位在脾胃，与肝肾密切相关。中医认为，本病由脾胃素虚，久病气虚或外邪迁延日久，脾胃受纳，运化失职，水湿内停，清浊不分，升降失和，气血逆乱而下；或情志不调，肝失疏泄，横逆犯脾，运化失常，而成泄泻；或肾阳亏虚，命门火衰，不能温煦脾土，腐熟水谷，而致久泄不止，疼痛缠绵。

中医辨证将本病分为肝郁泄泻、肾虚泄泻、脾虚泄泻、湿热泄泻、寒湿泄泻。其中，寒湿泄泻、肝郁泄泻、肾虚泄泻三型适合于蜂蜡疗法。

（2）西医病因病理

西医学一般认为慢性肠炎与以下因素有关：

本病由急性肠炎迁延或反复发作而来，也可继发于咀嚼障碍、胃酸缺乏、胃切除术后、肠道寄生虫病等疾患。

感染因素：感染是主要病因之一。其中以沙门菌感染最为常见。每当发病时，使用抗生素则可不同程度控制病情和治疗效果。常有集体发病或家庭多发的情况，如吃了被污染的（家禽、家畜的）肉、鱼；或食用染有嗜盐菌的蟹、螺等海产品及吃了被金黄色葡萄球菌污染了的剩菜、剩饭等而诱发本病。

过敏因素：主要是肠道性过敏，过敏性反应是随着人类生活、饮食习惯的改变而改变，个体的差异是消化过敏的主要因素。

3. 临床表现

（1）消化道症状

长期呈现间断性腹部隐痛、腹胀。腹痛、腹泻为本病主要表现，遇冷、进食油腻食物或情绪波动或劳累后尤甚，大便次数增加，每日几次或数十次，肛门下坠，大便不畅，慢性肠炎急性发作时甚至可见高热、腹部绞痛、恶心呕吐、大便急迫如水或黏腻血便。

（2）全身症状

呈慢性消耗性症状，面色不华，精神不振，少气懒言，四肢乏力，喜温怕冷。如在急性炎症期，除发热外，可见脱水、酸中毒或休克出血表现。

4. 临床诊断

患者有饮食不节、情志失调或房事过度病史。长期呈现间断性腹部隐痛、腹胀，遇冷、进食油腻食物或情绪波动或劳累后尤甚，大便次数增加，每日几次或数十次，肛门下坠，大便不畅，甚至可见高热、腹部绞痛、恶心呕吐、大便急迫如水或黏腻血便。

长期腹部不适或少腹部隐隐作痛，查体可见腹部、脐周或少腹部有轻度压痛，肠鸣音亢进，脱肛。

外周血检查：血常规中可见白细胞计数、红细胞计数升高，红细胞沉降率增快。便常规或培养：多见异常，可见到少量白细胞和红细胞或少量脓细胞。如细菌感染，可发现致病菌。

X 线钡剂检查和结肠镜检查可排除其他特异性肠道炎症。

（二）蜂蜡疗在慢性肠炎中的应用

蜂蜡疗部位：脾胃部、全身。

蜂蜡疗取穴：背俞下穴区、关元穴区、胃肠穴区、中脘穴区。寒湿泄泻配阴陵泉穴区，肝郁泄泻配期门穴区，肾虚泄泻配照海穴区。

使用产品：蜂蜡布、蜂蜡块、草本蜂乳。

时间与疗程：每日治疗 1 次，每次 40 分钟，7 次为一个疗程。后续疗程 1~2 天一次。

（三）口服产品

蜂胶、盐藻、壳寡糖、雨生红球藻、山药、茯苓、黄精、葛根。

二、膈肌痉挛

（一）膈肌痉挛概述

1. 概念

膈肌痉挛是指迷走神经和膈神经受到刺激引起吸气时声门突然闭合的异常的膈肌收缩运动，而发出一种呃声的膈肌功能障碍性疾病。中医学认为本病属于"呃逆"的范畴，俗称呃逆病或胃神经症。

2. 病因病机

（1）中医病因病机

中医认为本病多因饮食不当、情志不舒、正气亏虚等诸多因素引起胃失和降从而气逆动膈。

饮食过速，饮食过寒，或过食寒凉药物，均可使胃中寒气蕴结，循经上扰动膈，故而呃逆；或有辛辣刺激、肥甘厚味、温补之药过食，胃生燥热，失于和降，气逆动膈，故而呃逆。

怒则伤肝，肝气不疏，横逆犯胃，气逆上冲，呃逆而生。肝郁气滞，肝木克土以伤脾，使之失于运化，痰浊内生，加之怒则气逆，气逆兼夹痰浊，膈受其扰，故而呃逆。

素体虚弱，或中气受损，则呃逆。胃阴受损，失于和降，则呃逆。甚或加重至肾，肾失摄纳，不降浊气，上逆动膈，故而呃逆。

中医将本病分为胃中寒冷、胃火上逆、气机郁滞、脾胃阳虚、胃阴不足五类。以上类型均可使用蜂蜡疗法。

（2）西医病因病理

西医对本病病机尚未阐释清楚，认为本病可由以下原因引起：迷走神经及膈神经刺激、颅内感染和其他颅内疾患、大量吞咽空气、电解质或酸碱平衡失调。

3. 临床表现

本病以呃呃有声，呈现为持续状态，无法自制为主要表现，可伴有呕吐、胸膈脘腹疼痛、嗳气、纳呆食少等症。

4. 临床诊断

本病多与饮食不当有关，如过食辛辣、冷、热，或有明显情志诱因。起病多急。

喉间多呃声，持续无以自制，声短而频，且常伴有胸膈脘腹不适，情绪紧张。

本病多见于青壮年，且女性居多。

除临床表现外可伴有呕吐、厌食、不易入睡、胸膈脘腹间疼痛等体征。

做胸部 CT 以排除膈神经受刺激的疾病；做心电图判断有无心包炎和心肌梗死；做头部的 CT、磁共振、脑电图等以排除中枢神经系统病变；腹部 X 线钡餐、胃镜等检查以排除消化系统病变；做临床生化检查以排除中毒与代谢性疾病。

（二）蜂蜡疗在膈肌痉挛中的应用

蜂蜡疗部位：脾胃部、全身

蜂蜡疗取穴：主要选取膻中穴区、中脘穴区、双侧胃肠穴区。中气虚弱型配背俞中穴区，气机郁滞型配背俞中穴区，食阻中焦型配足三里穴区，胃中寒冷型配关元穴区。

使用产品：蜂蜡布、蜂蜡块、草本蜂乳。

时间与疗程：每日治疗 1 次，每次 40 分钟，7 次为一个疗程。后续疗程 1~2 天一次。

（三）口服产品

蜂胶液、盐藻花粉、壳寡糖、雨生红球藻、白芷、玫瑰、黄精、葛根。

三、反胃

（一）反胃概述

1. 概念

反胃是指饮食之后，宿食不化，留于体内，后由胃反出的病证。本病症状可出现于西医的消化性溃疡、胃及十二指肠憩室、急慢性胃炎、胃黏膜脱垂、十二指肠壅滞症、胃肿瘤、胃神经官能症等疾病，故而上述疾病均可参考本病予以治疗。本病又称"胃反""翻胃"。

2. 病因病机

（1）中医病因病机

中医认为本病多因饮食不当、饥饱不定、进食失于常时，或过食生冷损伤脾阳使脾失健运，故而痰饮宿食阻于胃脘，通降失常，气逆上冲，反胃而出。肝主疏泄，调畅气机，忧思过度，肝气郁结，横逆犯脾，使脾不健运，胃失和降，以致气机不调，清气不升，浊气不降，故而见反胃。

中医将本病分为脾胃虚寒、胃中积热、痰浊阻胃、瘀血阻络四类。其中脾胃虚寒证可使用蜡疗疗法。

（2）西医病因病理

西医认为本病由胃幽门部痉挛、水肿、狭窄而引起胃排空障碍所致。多数消化道疾病均可引起本病，如消化性溃疡、急慢性胃炎、胃部肿瘤等。

3.临床表现

食后脘腹痞胀，饮食物积于体内不化，朝食暮吐或暮食朝吐。

4.临床诊断

本病起病多缓慢，病程长。

疾病初期见胃痛、吐酸、嘈杂、食欲缺乏等症状，后发展为饮食不能消化下行，食后见脘腹闷胀，宿食不化，朝食暮吐，暮食朝吐。病情日久可见面色萎黄、消瘦、倦怠无力等症状。

按压胃脘部有不适感，有时可触及包块。

X线片、X线钡剂透视检查、内镜及病理组织学检查有助于疾病的诊断。

（二）蜂蜡疗在反胃中的应用

蜂蜡疗部位：脾胃部、全身。

蜂蜡疗取穴：主要选取背俞下穴区、中脘穴区、胃肠穴区、关元穴区。

使用产品：蜂蜡布、蜂蜡块、草本蜂乳。

时间与疗程：每日治疗1次，每次40分钟，7次为一个疗程。后续疗程1~2天一次。

（三）口服产品

蜂胶液、壳寡糖、盐藻、雨生红球藻、火麻仁、菊花、葛根、山药、茯苓。

四、胃下垂

（一）胃下垂概述

1. 概念

胃下垂是指因为胃膈韧带、肝胃韧带无力，或腹肌松弛、膈肌悬力不足，或腹内压降低，从而于站立姿势时胃大弯垂抵盆腔，胃小弯弧线最低点低于髂嵴连线的一种内脏下垂疾病。本病在中医学属于"胃缓"范畴。临床可见不欲饮食，腹部坠胀感，长时间站立或饭后不适加重。本病多见于成年体形瘦长者、腹部多次进行手术有切口疝、经产女性、慢性消耗性疾病而进行性消瘦者或卧床时间长活动较少者。本病分度一般以小弯切迹低于两髂嵴连线水平 1~5cm 为轻度，6~10cm 为中度，11cm 以上为重度。

2. 病因病机

（1）中医病因病机

中医学认为本病大多因脾胃虚弱，或饮食过量，伤及脾胃，或肝气不疏，横犯脾胃，使脾胃运化失调，水谷精微不运，则气血生化无源，元气耗伤，无力升举，中气下陷而致。

中医辨证本病为脾虚气陷，可使用蜂蜡疗法。

（2）西医病因病理

西医学认为本病主要是因胃膈韧带和肝胃韧带松弛无力，腹肌松弛，膈肌无力所致。此外，还包括膈肌活动力下降，腹压下降，胃脾韧带、胃结肠韧带松弛无力等能够造成膈肌下移的因素。本病多见于瘦长体形的成年人、经产女性、多次腹部手术有切口疝、慢性消耗性疾病进行性消瘦者及经常卧床少活动者。

3. 临床表现

轻症者一般无表现。下垂较明显者可见腹部胀满感、沉重感等，以及上腹部不适，顽固性便秘，餐后、运动后加重的持续性隐痛，大量进食后易出现恶心、呕吐，还可有情志不舒等症状。本病全身症状多表现为逐渐消瘦，可伴有眩晕、乏力、心悸、失眠、多梦等症状。

4. 临床诊断

形体消瘦，脘腹胀满，胃脘痛，坠胀感，常伴有不欲饮食、嗳气、便秘等，饮食后或劳累后加重，得卧可减。站立时，下腹呈"葫芦"样。

立姿时，X线钡餐造影显示胃小弯切迹低至髂嵴连线以下。胃区叩诊可闻及振水音，腹主动脉搏动可在上腹部触及，腹部压痛点随姿势不同而移动，通常伴有肝、脾、肾和结肠等内脏器官的下垂。

饮水超声波检查：饮水后测知胃下缘移入盆腔内。

（二）蜂蜡疗在胃下垂中的应用

蜂蜡疗部位：脾胃部、全身。

辅助疗法：重点穴位按摩。

近端穴位：上脘、中脘、建里、下脘。

远端穴位：阴都、石关、商曲等，可在蜂蜡疗后加涂蜂肽膏。

使用产品：蜂蜡布、蜂蜡块、草本蜂乳、蜂肽膏。

时间与疗程：每日治疗1次，每次40分钟，7次为一个疗程。后续疗程1~2天一次。

（三）口服产品

蜂胶液、盐藻花粉、菊花、葛根、黄精、雨生红球藻、人参、枸杞。

五、慢性胆囊炎

（一）慢性胆囊炎概述

1. 概念

慢性胆囊炎是指由胆囊结石长期存在，或由亚急性、急性胆囊炎反复发作引起胆囊功能异常的一类胆囊慢性炎症性疾病。根据是否存在结石可将本病分为结石性胆囊炎、非结石性胆囊炎两大类。后者是由细菌、病毒感染或胆盐与胰酶而引起。

2. 病因病机

（1）中医病因病机

中医学认为本病与下列因素有关。

外邪侵袭：湿热病邪易侵犯胆腑，使胆失疏泄，故有黄疸，不通则痛，则有胁痛。

情志不疏：肝性喜条达，情志不遂则肝失于条达，胆附于肝下，其经脉分布于胁，肝胆之气瘀阻则胁痛。

饮食不节：过食肥甘厚味，易生湿浊，郁于肝胆，久而化热，湿热熏蒸，胆失疏泄，亦可引起胁痛。

中医辨证将本病分为肝阴不足、肝郁气滞、肝胆湿热三类。其中肝阴不足、肝郁气滞可使用蜂蜡疗法。

（2）西医病因病理

西医认为本病多由于胆囊结石长期存在，或由亚急性或急性胆囊炎反复发作引起结石、炎症的反复刺激，使胆囊壁充血、水肿、增厚，并且纤维组织增生。细菌感染时胆囊管或胆总管梗阻是本病的发病基础。

3. 临床表现

患者有胆囊炎病史，急性发作时与急性胆囊炎表现一致。右上腹持续性隐痛或胀痛，可放射到右肩胛区，高脂餐后加剧，伴有反复发作的胃灼热、吸气、反酸、腹胀、恶心等消化不良症状。

4. 临床诊断

本病存在胆囊炎病史，右上腹持续性隐痛或胀痛，可放射到右肩胛区，高脂餐后加剧，伴有反复发作的胃灼热、吸气、反酸、腹胀、恶心等消化不良症状。

部分患者胆囊区触诊可有轻度压痛，叩诊可出现叩击痛，扪及光滑、圆形囊性肿块为胆囊积水。

实验室检查：白细胞计数不高，少数患者转氨酶升高。

B 超可明确本病诊断，合并胆囊结石且发生过黄疸、胰腺炎的患者应做 MRCP 或 CT 等检查以了解胆总管的情况。

（二）蜂蜡疗在慢性胆囊炎中的应用

蜂蜡疗部位：脾胃部、全身。

蜂蜡疗取穴：阴陵泉、胆囊穴等。

使用产品：蜂蜡布、蜂蜡块、草本蜂乳。

时间与疗程：每日治疗 1 次，每次 40 分钟，7 次为一个疗程。后续疗程 1~2 天一次。

（三）口服产品

蜂胶、盐藻、雨生红球藻、菊花、葛根、白芷、玫瑰、鱼油。

六、胃寒

（一）胃寒概述

1. 概念

胃寒为中医名词术语，是指脾胃阳气虚衰，过食生冷，或寒邪直中所致阴寒凝滞胃腑的证候。本证症见胃脘疼痛，得温痛减，呕吐清涎，口淡喜热饮，食不化，舌淡苔白滑，脉沉迟。治宜温胃散寒。

2. 病因病机

中医认为本证的形成原因主要有脾胃阳气虚衰；腹部受凉；过食生冷；劳倦伤中，腹感寒邪，导致阴寒凝滞胃腑。胃寒的主要致病因素可概括为四个方面：

（1）饮食

胃寒患者多由于饮食生冷食物或有水的刺激，造成对黏膜的刺激。

（2）生活习惯

常不按时吃饭，冷热交替进食，饱一顿饿一顿，久而久之会造成胃寒。

（3）精神因素

生活节奏快、精神紧张、饮食不规律也是促进胃寒症状加剧的重要原因。

（4）天气原因

胃寒患者多怕天冷，常由于天气变冷而经常性的胃痛、腹痛、腹泻等。

中医辨证本证认为脾胃阳气虚衰、腹部受凉、阴寒凝滞胃腑可使用蜂蜡疗。

3. 临床表现

常因天气变冷、感寒食冷而引发疼痛，疼痛时伴有胃部寒凉感，得温症状减轻。许多胃病患者不敢吃冷的食物，若气温下降，则会出现胃痛、腹泻等。

4. 临床诊断

常因天气变冷、感寒食冷而引发疼痛，疼痛时伴有胃部寒凉感，得温症状减轻。许多胃病患者不敢吃冷的食物，若气温下降，则会出现胃痛、腹泻等。

临证主要分为胃虚寒（胃阳虚）和胃实寒两型。前者多因脾胃阳气虚衰所致。胃实寒多因寒邪伤胃所致。

（二）蜂蜡疗在胃寒中的应用

蜂蜡疗部位：脾胃部、全身。

蜂蜡疗取穴：背俞下穴区、膻中穴区、中脘穴区。

使用产品：蜂蜡布、蜂蜡块、草本蜂乳。

时间与疗程：每日治疗1次，每次40分钟，7次为一个疗程。后续疗程1~2天一次。

（三）口服产品

蜂胶、盐藻、玉米低聚肽、雪莲、雨生红球藻、莲子、枣仁、黄精、葛根。

七、脾胃不和

（一）脾胃不和概述

1. 概念

脾胃不和指气机阻滞，脾胃失健，表现为脘腹痞胀，或胃脘嘈杂，食少纳呆，或食后腹胀，嗳气肠鸣，大便不调，脉弦等证候。治疗以调和脾胃为原则。

2. 病因病机

（1）中医病因病机

脾胃不和是脾胃纳与化、升与降、润与燥对立统一的失调。临床凡能引起脾胃功能失调的原因，如饮食不节（洁）、思虑太过、劳累过度、误吐误下等均可导致脾胃不和证。

脾胃不和引起的胃脘胀满、疼痛、腹胀、呕吐、嗳气、泄泻、口味异常、便秘，均适合于蜂蜡疗法。

（2）西医病因病理

西医中整个消化系统的疾病，不单专指胃病，是整个系统的调节病变。

3. 临床表现

根据中医基础理论，脾主运化，胃主受纳，脾胃不好就会出现饮食少、恶心、呕吐、腹胀、腹泻等临床表现。如果长期得不到很好的治疗和调理，会进一步影响到气血的生成，出现气血两虚或气阴不足的症状。此外，除了上述表现外，如果出现四肢发凉等症状，考虑是脾胃阳虚。

4.临床诊断

食欲减退与食后腹胀同时并见，伴有脘腹胀痛甚或腹泻、嗳气、恶心、呕吐等症。

（二）蜂蜡疗在脾胃不和中的应用

蜂蜡疗部位：脾胃部、全身。

蜂蜡疗取穴：主要选取背俞下穴区、中脘穴区、胃肠穴区、关元穴区。

使用产品：蜂蜡布、蜂蜡块、草本蜂乳。

时间与疗程：每日治疗 1 次，每次 40 分钟，7 次为一个疗程。后续疗程 1~2 天一次。

（三）口服产品

蜂胶、蜂王浆、盐藻、百合、雪梨、蛹虫草、雪莲。

第十四章 皮肤科

一、美容

（一）美容概述

1.概念

天然的蜂蜡是一种有机化合物，由脂肪酸与脂肪醇等多种物质组成。除此以外，这种蜂蜡里面还有多种维生素与芳香物质，是制作化妆品的重要原材料，人们使用的口红、头油以及眼影和沐浴露中就都有蜂蜡存在，因此蜂蜡具有去皱、美白以及滋养肌肤等多种美容功效。

另外蜂蜡还有去腐生肌的功效，可增加皮肤弹性，促进皮肤细胞再生，另外它对于人类的烧伤和烫伤也有很好的治疗功效，可以止痛，消肿，减少瘢痕的出现。

根据国外统计网站的报告，目前美容和制药行业的蜂蜡使用量占据总消费量的60%以上。蜂蜡没有任何毒性，并且以美容和愈合特性而闻名。

蜂蜡疗美容是一种融物理、化学和生物技术于一体的美容术。所使用蜂蜡有稳定的物理和化学性质，使用的蜂蜡经过提纯，无毒副作用，并在其中加入了当归提取物、白及根提取物等中药成分（营养成分极为丰富）。蜂蜡疗美容是一些化妆品所不能比拟的美容。操作时先行软化肌肤角质层，再通过热传导渗透，向皮肤深层补充各种营养成分和水分，促进细胞更新，紧肤去皱，恢复皮肤弹性，高薄透的蜡脂膜留在皮肤表面还起到隔离和屏障外部污染的作用。

2. 美容机理

（1）中医美容

中医美容是综合性、多学科、全方位、多层次的。中医理论认为人体是一个有机整体，其统一性的形成是以五脏（心、肝、脾、肺、肾）为中心，配以六腑（胆、胃、大肠、小肠、膀胱、三焦）、五官、四肢、须发、爪甲等，通过经络系统联系成一个有机整体，并通过气血津液完成个体功能活动。同时，人与自然界也是统一的，季节气候、昼夜晨昏、地方区域对人体具有不同的影响。

脏腑与美容的关系：人体体表有病，可通过经络影响到五脏，五脏功能失常又可通过经络反映于体表。脏腑的功能盛衰直接关系到面容的荣枯。在人的一生中，皮肤从柔润、细腻、滋润、富有弹性，逐步变成粗糙、多皱、松弛、老化。主要原因是五脏功能逐渐衰退。

气、血、津液与美容的关系：气、血、津液是构成人体的基本物质，是脏腑、经络等组织器官进行生理活动的物质基础。气、血、津液和脏腑、经络之间相互依赖生存，互为影响。若气血充足，则面色红润，肌肉丰满，皮肤和毛发润泽有华；若气血不足，则面色苍白无华，毛发干枯，肌肤枯燥。若血瘀，则面色黧黑，皮肤干燥无泽或有紫斑。同时，血是神态活动的物质基础，气血充盈，则精力充沛，容貌健美；反之则精神萎靡，目无神光。津液的主要功能是濡养滋润全身，使皮肤饱满湿润有弹性。津液充足，则皮肤毛发润泽，肌肉丰满，双目明亮有神，口唇湿润光泽。若津液不足，则面部皮肤干枯起皱脱屑瘙痒，易于老化，毛发稀疏干枯。若水液停滞体内，易造成津液的输送和排泄功能障碍，出现形体浮肿、肥胖、腿部肿胀等。

中医辨证认为由脏腑失调、气血津液不足影响皮肤美观，适合用蜂蜡疗法治疗。

（2）医学美容

医学美容是通过手术、药物、理化等方法来纠正影响形体与容貌的身体缺陷或改善和塑造人体感官美的美容学分支。简单地说，凡以医学的手段改善或改变容貌及形体、达到美容目的的方法均属医学美容范畴。

3. 临床表现

面部皮肤常见的七种美容问题包括：干燥缺水、老化皱纹、黑黄晦暗、黑斑雀斑、粉刺或青春痘、眼袋或黑眼圈、敏感红血丝等。

（二）蜂蜡疗在美容中的应用

蜂蜡疗部位：面部、全身。

蜂蜡疗取穴：主要选取印堂、神庭、太阳、迎香、人中、地仓、睛明、攒竹、丝竹、瞳子髎球后、承泣、四白、鼻通、承浆、口周、下巴、神庭、上星、百会。

使用产品：蜂蜡布、蜂蜡块、草本蜂制精华素。

时间与疗程：每日治疗 1 次，每次 40 分钟，7 次为一个疗程。后续疗程 1~2 天一次。

（三）口服产品

蜂王浆、白芷、玫瑰、海洋鱼胶原蛋白、阿胶、大枣、黄精、葛根、山药、茯苓。

二、黄褐斑

（一）黄褐斑概述

1. 概念

黄褐斑也称为肝斑或蝴蝶斑，在中医学中称为面尘、肝斑、面野、黧黑斑。常因内分泌失调、精神压力大、各种疾病（肝肾功能不全、妇科病、糖尿病）、体内缺少维生素及外用化学药物刺激等引起，是面部黑变病的一种症状，是以面部出现黄褐色色素性斑片为特征的常见皮肤病。本病中青年女性多见，极少数男性也会发病。

2. 病因病机

（1）中医病因病机

中医学认为，本病与肝、脾、肾三脏密切相关。肝气郁结，郁而化火，灼伤阴血，致使颜面气血失和而发病；脾虚失健，不能化生精微物质，气血亏虚失于濡养肌肤，另脾虚生湿，湿热蕴结，上蒸于面所致；肾水不足，不能制火，火热内结，阻于皮肤所致。

中医辨证将本病分为肝郁气滞、湿热内蕴、脾肺气虚、瘀血内阻。以上四型均适合于蜂蜡疗。

（2）西医病因病理

日光照射：紫外线照射可增强黑色素细胞的活性，引起面部色素沉着。

妊娠引起：一部分服避孕药的女性可产生黄褐斑；妊娠女性体内过多的雌激素和黄体酮刺激黑色素细胞生成增加，产生黄褐斑，随着分娩黄褐斑会逐渐消失。

慢性消耗性疾病，如结核、肿瘤、肝病等会导致酪氨酸酶活性增强，黑色素增加，身体排泄黑色素的能力下降，长此以往，产生黄褐斑。

本病可见遗传倾向。

使用不良化妆品可诱发本病。长期精神压力大者可诱发本病。

长期服用一些药物或食用感光性较强的食物易引发本病。

本病见于未婚、未育女性或男性，原因不明。

3. 临床表现

皮损常对称分布，面部以颧部、颊部、鼻、前额等处为主，一般不涉及眼睑和口腔黏膜。

色素斑边缘清楚或呈弥漫形，颜色从淡褐色到深褐色不等，无自觉症状。其色素随内分泌变化、日晒等原因可有变化。少数患者随分娩或停服避孕药后可消退，大多数患者可持续数月或数年。

本病多见于女性，尤其是育龄期女性，也可见于男性。

4. 临床诊断

皮损常对称分布，面部以颧部、颊部、鼻、前额等处为主。

初色如尘垢，日久加深，变为浅灰褐色或深褐色，枯暗不泽。无自觉症状。

色素斑边缘清楚或呈弥漫形，大小不定，斑点边缘清晰，表面光滑，无炎症反应，无痛痒。

女性黄褐斑患者多伴有月经紊乱、经前乳胀或慢性病证。

男性黄褐斑患者多伴有阳痿、早泄、胃肠功能紊乱等。

实验室检查未见异常。

（二）蜂蜡疗法在黄褐斑中的应用

蜂蜡疗部位：面部、全身。

蜂蜡疗取穴：主要选取眉上穴区、面颊穴区、鼻部穴区、眼鼻穴区、三阴交穴区、督脉穴区。肝郁气滞配期门穴区，瘀血内阻配血海穴区，脾肺气虚配肺俞穴区、背部穴区，湿热内蕴配曲池穴区、阴陵泉穴区。

使用产品：蜂蜡布、蜂蜡块、草本蜂制精华。

时间与疗程：每日治疗 1 次，每次 40 分钟，7 次为一个疗程。后续疗程 1~2 天一次。

（三）口服产品

蜂王浆、白芷、玫瑰、海洋鱼胶原蛋白、阿胶、大枣、山药、茯苓、黄精、葛根。

三、湿疹

（一）湿疹概述

1. 概念

湿疹是一种由诸多内、外因素引起的具有渗出倾向以及多型性皮损的常见过敏性、炎性皮肤病。本病多反复发作，瘙痒剧烈，病程多迁延而呈慢性，难以治愈。中医将本病称为湿疮。

2. 病因病机

（1）中医病因病机

中医认为本病多由先天禀赋不足或饮食不节、脾失健运、湿热内生，感受风湿热邪，使邪犯肌肤而致；又或是湿热久蕴，暗耗阴血，血虚风燥，肌肤失养所致。中医将其分为湿热浸淫、脾虚湿盛、血虚风燥。以上类型均可使用蜂蜡疗法。

（2）西医病因病理

西医认为本病的病因还不确切。一般认为由复杂的激发因子所激发，继而引起迟发型变态反应。引起湿疹的因素有以下几方面。

体质因素：本病受基因支配，遗传因素影响较大，故而本病发生于特定人群。这类人群除了湿疹之外，还容易得哮喘、过敏性鼻炎等疾病。家族中可有类似患者。

精神与神经功能障碍因素：精神紧张或忧郁或过分疲劳，可引起本病或本病症状加重，如苔藓化湿疹、钱币样湿疹等。

病灶感染因素：细菌、真菌、病毒感染可诱发本病。例如，牙龈的感染、鼻炎、鼻窦炎、胆囊炎、膀胱炎等。

消化系统功能障碍因素：胃肠功能失调造成黏膜的分泌、吸收功能异常，使异性蛋白或过敏原进入体内而发生湿疹样皮疹，或者由于胃肠功能紊乱，营养物质缺乏，引起皮肤湿疹样的皮疹。

血液循环障碍因素：如下肢静脉曲张引起某些湿疹；痔疮、肛瘘引起肛周湿疹。

内分泌代谢紊乱因素：如月经疹，月经期皮肤的变化，或是糖尿病患者的湿疹样皮疹。

3. 临床表现

皮损呈对称分布，多形性发疹，皮损为红斑、丘疹、水疱、渗出、结痂、肥厚、色素沉着等表现。瘙痒剧烈难忍，有湿润倾向。

本病可分为急性、亚急性、慢性三型。

急性湿疹：发病急，部位局限，皮损对称，成多形性，有湿润倾向，瘙痒难忍，有烧灼感，易反复发作。

亚急性湿疹：症状较轻，病变处于急慢性之间。

慢性湿疹：皮损为苔藓样病变，有色素沉着，阵发性瘙痒，反复发作，轻重不一。

4.临床诊断

患者先天禀赋不足或有饮食不节史。

皮损呈对称分布，多形性发疹，皮损为红斑、丘疹、水疱、渗出、结痂、肥厚、色素沉着等表现。瘙痒剧烈难忍，有湿润倾向。

（二）蜂蜡疗法在湿疹中的应用

蜂蜡疗部位：面部、全身。

蜂蜡疗取穴：主要选取水道穴区、皮损局部。湿热浸淫型加用曲池穴区、阴陵泉穴区，脾虚湿蕴型加阴陵泉穴区、三阴交穴区，血虚风燥型加膈俞穴区、血海穴区。

使用产品：蜂蜡布、蜂蜡块、草本蜂制精华素、草本蜂乳。

时间与疗程：每日治疗1次，每次40分钟，7次为一个疗程。后续疗程1~2天一次。

（三）口服产品

蜂胶、盐藻、菊花、葛根、雨生红球藻、壳寡糖、荷叶、决明子。

四、痤疮

（一）痤疮概述

1. 概念

痤疮也叫青春痘、痘痘、粉刺，是很普遍的皮肤问题，青少年发病人数最高。痤疮是一种毛囊和皮脂腺的慢性炎症，多发于颜面和胸背部，表现为黑头粉刺、丘疹、脓疱、结节、囊肿及瘢痕等多种皮肤损伤，有碍容颜。

2. 病因病机

（1）中医病因病机

中医学认为痤疮形成和反复发作的内在原因是由于人体内肺胃蕴热、血热及湿毒的瘀积。饮食油腻辛辣、压力、情绪烦躁、内分泌失调等，使人体最终阳盛化火，入舍于血，热灼脉络，导致血热外化、内毒外渗，使脉络受阻，湿热聚于体表，终于使油脂堵塞毛孔引起发炎及细菌大量繁殖等形成暗疮。

中医辨证认为由血瘀、湿热、痰结、肾虚引起的痤疮均适合于蜡疗。

（2）西医病因病理

痤疮的发生主要与皮脂分泌过多、毛囊皮脂腺导管堵塞、细菌感染和炎症反应等因素密切相关。进入青春期后人体内雄激素特别是睾酮的水平迅速升高，促进皮脂腺发育并产生大量皮脂。同时毛囊皮脂腺导管的角化异常造成导管堵塞，皮脂排出障碍，形成角质栓即微粉刺。毛囊中多种微生物尤其是痤疮丙酸杆菌大量繁殖，痤疮丙酸杆菌产生的脂酶分解皮脂生成游离脂肪酸，同时趋化炎症细胞和介质，最终诱导并加重炎症反应。

3. 临床表现

临床表现与患者的病情密切相关，临床表现主要包括粉刺、丘疹、脓疱、结节以及囊肿。依据痤疮的严重程度主要分为四级，Ⅰ度痤疮指症状较轻，面部出现黑头粉刺且伴有少量炎性皮疹；Ⅱ度痤疮表现为丘疹数目增多且有潜在性脓疱；Ⅲ度痤疮属于重度痤疮，患者出现深在性脓疱；Ⅳ度痤疮是指结节、囊肿以及皮损非常严重。聚合性痤疮是指结节及囊肿聚合在一起。月经前痤疮与内分泌相关，化妆品痤疮是由于化妆品引起炎症反应导致的痤疮。

4. 临床诊断

多见于青年人，男女患病率无显著差异。

好发于面、上胸、背等皮脂腺丰富部位。

基本损害为黑头粉刺、白头粉刺、炎性毛囊性丘疹及丘脓疱疹，数量较多，散在对称性分布，严重时可形成炎性结节、囊肿、脓肿、瘢痕疙瘩。同一患者在同一时期常以某一种损害为主，亦可几种皮损共存，常伴有皮脂溢出。皮疹消退后留色素沉着，少数留凹陷性瘢痕。

（二）蜂蜡疗法在青春痘中的应用

蜂蜡疗部位：面部、全身。

蜂蜡疗取穴：眉上穴区、面颊穴位。

使用产品：蜂蜡布、蜂蜡块、草本蜂制精华素。

时间与疗程：每日治疗 1 次，每次 40 分钟，7 次为一个疗程。后续疗程 1~2 天一次。

（三）口服产品

蜂胶、蜂王浆、白芷、玫瑰、壳寡糖、玉米低聚肽、火麻仁、荷叶、决明子。

五、神经性皮炎

（一）神经性皮炎概述

1. 概念

神经性皮炎亦可称为慢性单纯性苔藓，是以皮肤苔藓样变并伴阵发性剧烈瘙痒为特征的一种常见的慢性炎症性皮肤病。本病多见于青壮年，可分局限性和播散性两种。多认为本病因大脑皮质抑制以及交感神经功能紊乱而引发。

2. 病因病机

（1）中医病因病机

中医认为本病多因外感风、湿、热邪，阻滞肌表，日久耗液伤阴，营血不足，血虚生风生燥，不养肌表；或情志不疏、紧张劳累而肝火旺盛，灼伤阴血使气血不运，凝滞肌肤而成，且致病情反复发作。

中医辨证将本病分为血热生风、血虚风燥、湿毒内蕴，其中血热生风、血虚风燥均适合于蜂蜡疗法。

（2）西医病因病理

西医对本病病因认识尚不明确，一般认为本病与神经功能障碍、大脑皮质的兴奋以及抑制平衡失调有一定关系。

精神因素是目前认为的主要诱因。情绪波动、精神过度紧张、焦虑不安、生活环境突然变化等均可使病情加重和反复。

胃肠道功能障碍、内分泌功能异常、体内慢性病灶感染而致敏也可能成为致病的因素。

局部刺激，如昆虫叮咬、衣领过硬而引起的摩擦、化学物质刺激、阳光照射、搔抓等均可诱发该病。

3. 临床表现

本病分为局限性神经性皮炎和播散性神经性皮炎。

局限性神经性皮炎好发于颈部、腋窝、肘部、腰骶部、腘窝、外阴等部位，初期瘙痒剧烈，而无皮疹，病程缓慢，可反复发作或迁延不愈；经反复搔抓摩擦后，局部出现粟粒状绿豆大小的圆形或多角形扁平丘疹，有色素沉着，稍有光泽，以后皮疹数量增多且融合成片，成为典型的苔藓样皮损，皮损大小形态不一，四周可有少量散在的扁平丘疹。患者常有阵发性剧烈骚痒，夜间甚。

播散性神经性皮炎皮疹广泛分布，既有疏散性分布的皮肤色、淡褐色扁平丘疹，也有大小不等的苔藓样斑片。有的皮损可因抓痕呈条状排列，有阵发性骚痒，夜间甚。

4. 临床诊断

本病多发于青壮年，皮肤瘙痒剧烈，随后出现皮损，皮疹为扁平状丘疹，易形成苔藓样变，无渗出液，好发于颈部、四肢、腰骶部、外阴、腘窝等处。病程反复而呈慢性。

（二）蜂蜡疗法在神经性皮炎中的应用

蜂蜡疗部位：全身。

蜂蜡疗取穴：主要选取背俞上穴区、背俞中穴区、背俞下穴区、病变局部，血热生风型加曲池穴区、太冲穴区，血虚风燥型加血海穴区、胃肠穴区、三阴交穴区。

使用产品：蜂蜡布、蜂蜡块、草本蜂乳。

时间与疗程：每日治疗 1 次，每次 40 分钟，7 次为一个疗程。后续疗程 1~2 天一次。

（三）口服产品

蜂胶、盐藻、雨生红球藻、壳寡糖、菊花、葛根、荷叶、决明子。

第十五章 妇科

一、慢性盆腔炎

（一）慢性盆腔炎概述

1. 概念

慢性盆腔炎，是指子宫、输卵管和卵巢组成的女性内生殖器官及其周围结缔组织、盆腔腹膜所发生的慢性炎症反应。本病多因急性盆腔炎未彻底治疗或因体质较差引起病程迁延而导致，亦或在无明显急性发作病史时，缓慢起病，病情反复导致本病的发生。本病为妇科常见疾病，已婚生育年龄的女性较多见。本病病情顽固，且反复发作，在患者机体抵抗力较弱时可急性发作，难以自愈。

2. 病因病机

（1）中医病因病机

中医认为，本病多为女性行产后，胞门尚未关闭，风寒湿热邪气侵袭，或有虫毒内侵，停于胞宫之中，与冲任气血搏结于此，邪毒反复，耗伤气血所致。中医辨证将本病分为湿热壅阻、气滞血瘀、寒湿凝滞、气虚血瘀。以上四型均适合于蜂蜡疗法。

（2）西医病因病理

本病发病有以下四种因素。

慢性子宫内膜炎：行产后或绝经后女性，受细菌感染更为容易，引起子宫内膜的充血水肿。

慢性输卵管炎和输卵管积水：因输卵管管腔黏膜粘连阻塞，使管壁增厚而变硬，与周围组织粘连发生炎症。

输卵管卵巢炎与输卵管囊肿：卵巢受到输卵管炎的累及形成

炎性肿块，输卵管积液若穿通卵巢则为输卵管囊肿。

慢性盆腔结缔组织炎：炎症累及子宫骶骨韧带，使得周围纤维组织增生变硬，从而使子宫活动度降低而被固定，连累周围组织并向外扩散，累及盆壁。

3. 临床表现

慢性盆腔痛：慢性炎症形成的瘢痕粘连以及盆腔的充血常常引起下腹部坠胀、疼痛及腰骶部酸痛。长时间站立、性交后以及月经前后甚。严重者甚至影响工作。

不孕及异位妊娠：输卵管粘连阻塞可导致不孕及异位妊娠。

月经异常：子宫内膜炎常伴白带增多、月经紊乱、月经量多和痛经；盆腔瘀血可致经量增多；卵巢功能损害时可致月经失调。

全身症状：多不明显，易疲乏，有时仅有低热。病程时间较长，有些患者可出现神经衰弱症状。当患者抵抗力差时，可出现急性或亚急性发作。

4. 临床诊断

有急性盆腔炎反复发作病史。有下腹部的反复疼痛、包块，或有压痛，或有腰骶部酸痛、月经失调、带下增多、痛经、不孕等临床症状。

有子宫多后倾、活动受限或粘连固定，或输卵管增粗、压痛，或触及囊性包块，或子宫旁片状增厚、压痛等体征。子宫触压痛，活动受限，宫体一侧或两侧附件增厚、压痛，甚至触及炎性肿块。盆腔 B 超、子宫输卵管造影及腹腔镜检有助于诊断。

（二）蜂蜡疗在慢性盆腔炎中的应用

蜂蜡疗部位：子宫卵巢、全身。

蜂蜡疗取穴：主要选取由气海、石门、关元、中极、曲骨、水道、归来等穴位组成的治疗区域。

使用产品：蜂蜡布、蜂蜡块、草本蜂乳、蜂肽水或蜂肽膏。

时间与疗程：每日治疗 1 次，每次 40 分钟，7 次为一个疗程。后续疗程 1~2 天一次。

（三）口服产品

蜂胶、壳寡糖、盐藻、雪莲、雨生红球藻、黄精、玉竹、海洋鱼胶原蛋白。

二、痛经

（一）痛经概述

1. 概念

痛经是指经期或行经前后一段时间内出现明显下腹部的痉挛性疼痛、下腹部坠胀感或腰部酸痛感等的病证。腰部酸痛感可放射至股内侧、外阴、肛门，对生活和工作造成一定影响。大多数女性均有不同程度的痛经，从而影响工作，本病可分为原发性和继发性两类，区别在于是否有盆腔器质性病变。

2. 病因病机

（1）中医病因病机

中医认为本病多因外感六淫、内伤七情或起居不慎而致病，同时受体内环境及个体体质影响而有差异。机体于经期或行经前后受到各致病因素的影响使得冲任气血无以畅行，胞宫经血流通受阻或使得胞宫不得冲任气血濡而致本病。

中医辨证可将本病分为气滞血瘀、寒湿凝滞、湿热瘀阻、气血虚弱，肝肾亏虚。以上类型均可进行蜂蜡疗法。

（2）西医病因病理

西医认为本病受以下两方面的影响。

前列腺素：行经时子宫内膜所释放的前列腺素明显增多，造成子宫痉挛性收缩，引发原发性痛经。

精神、神经因素：一定的精神刺激可降低疼痛阈值，同时精神紧张以及一部分生化代谢物质均可刺激盆腔的神经纤维，引发痛经。

3. 临床表现

于经期或行经前后有下腹部疼痛，疼痛呈痉挛性，可放射至大腿内侧、腰骶部、外阴或肛门等部位，可伴有四肢厥冷、冷汗、恶心、面色苍白等症状，严重时可休克。

4. 临床诊断

原发性痛经在青少年时期较常见，多在初潮后1~2年内发病。疼痛多自月经来潮后开始，最早出现在经前12小时，以行经第1日疼痛最剧，持续2~3日后缓解。疼痛常呈痉挛性，通常位于腹部耻骨联合上方，可放射至大腿内侧、腰骶部、外阴或肛门等部位，可伴有四肢厥冷、冷汗、恶心、面色苍白等症状，严重时可休克。

一般不伴肌紧张及反跳痛。

测定子宫内膜及经血的前列腺素 F2α 的含量，较正常女性明显升高，即可诊断。原发性痛经妇科检查无异常发现。若为继发性痛经，妇科检查常有异常发现。

（二）蜂蜡疗法在痛经中的应用

蜂蜡疗部位：子宫卵巢、全身。

蜂蜡疗取穴：主要选取由气海、石门、关元、中极、曲骨、水道、归来等穴位组成的治疗区域。

使用产品：蜂蜡布、蜂蜡块、草本蜂乳、蜂肽水或蜂肽膏。

时间与疗程：每日治疗 1 次，每次 40 分钟，7 次为一个疗程。后续疗程 1~2 天一次。

（三）口服产品

蜂胶、雪莲、雨生红球藻、白芷、玫瑰。

三、月经不调

（一）月经不调概述

1. 概念

月经不调是指月经的周期、出血量、颜色，经质表现异常，以及经前、经期腹痛或有全身症状的妇科常见病。本病常见以下七个病证：月经先期，月经后期，月经先后不定期，经间期出血，经期延长，月经过多和月经过少。

2. 病因病机

（1）中医病因病机

中医认为月经多受肝、脾、肾的影响，肾气充足，肝脾调和，冲任气血充盈，则月经按时以下。七情内伤、先天禀赋不足、房劳多产、外感淫邪等致使气血不和，肝脾肾失调，冲任受损，均可发为本病。

月经先期主要因为气虚不固或热扰冲任。气虚则统摄无权，冲任失固；血热则流行散溢，致月经提前。月经后期分虚实，实者因寒凝血瘀、冲任不畅，或因气郁血滞、冲任受阻，致经期延后；

虚者因营血亏损，或因阳气虚衰，致血源不足，血海不能按时满溢。月经先后无定期主要责之于冲任气血不调，血海蓄溢失常，多由肝气郁滞或肾气虚衰所致。

中医辨证将本病分为气虚、血虚、肾虚、血寒。以上四型均适合于蜂蜡疗法。

（2）西医病因病理

西医认为本病与以下因素有关。

情绪：长期情绪异常、生气不舒、精神刺激超出承受能力以及严重心理打击，可引起下丘脑、脑垂体或卵巢激素分泌异常，使得卵巢激素异常分泌对子宫内膜产生非正常刺激，引起月经失调。

寒冷刺激：行经期间，寒冷刺激使得盆腔血管收缩，出血减少，使得月经失调。

其他：烟酒、饮食过少等刺激。

3. 临床表现

月经周期异常：月经周期提前或延后7天以上，甚至3~5个月一行，经期基本正常。

经期异常：月经周期正常而月经持续出血时间超过7天以上。

经量异常：月经期间的出血量明显多于以往正常经量的1倍以上，或者是经期不足2天，甚点滴即净。

经间期异常：在两次正常月经中间阴道少量出血，持续1~3天。

4. 临床诊断

出现月经经期提前、延后，先后无定期，月经量少、量多，经期延长，经间期出血等症状，且于经前、经期出现腹痛。

一次月经期间出血量少于10mL为月经量少，连续数月月经出血量增多为月经过多，数月月经周期发生改变，时间大于 7 天为月经周期改变。

尿妊娠实验或者是血 β-HCG 来排除妊娠或是异常妊娠。

卵巢功能测定来了解卵巢卵泡发育情况，有无排卵及黄体功能是否正常。

B 超监测卵泡发育，鉴别是否是妊娠，以及了解生殖器官有无包块和积液。

妇科检查排除妊娠或是异常妊娠有关的阴道不规则出血，排除妇科急性炎症、肿瘤、损伤等器质性病变。

（二）蜂蜡疗法在月经不调中的应用

蜂蜡疗部位：子宫卵巢、全身。

蜂蜡疗取穴：主要由气海、石门、关元、中极、曲骨、水道、归来等穴位组成的治疗区域。

使用产品：蜂蜡布、蜂蜡块、草本蜂乳、蜂肽水或蜂肽膏。

时间与疗程：每日治疗 1 次，每次 40 分钟，7 次为一个疗程。后续疗程 1~2 天一次。

（三）口服产品

蜂胶、白芷、玫瑰、人参、黄精、玉竹。

四、乳腺增生

（一）乳腺增生概述

1. 概念

乳腺增生症是指正常乳腺小叶生理性增生与复旧不全，导致正常乳腺出现病理性增生、结构紊乱的一类疾病。本病为非炎症性疾病，是女性最常见的乳房部位疾病，发病率高居乳腺疾病的首位。本病常见于中年女性，与月经周期相关，以乳房胀痛、肿块为主要临床表现。本病为一种癌前疾病，3%~5% 具有癌变的可能，而乳腺癌有 20% 左右合并本病发生。中医称本病为乳癖。

2. 病因病机

（1）中医病因病机

中医认为本病多因脏腑失调，气血不和而致。脾虚无以运化，或饮食不节伤脾而致脾气不运，使得痰湿聚生，加之七情内伤，忧思过度或情绪抑郁、易怒，导致肝气不舒，无以疏泄，湿邪郁而成痰，故痰湿郁结，气血不畅而凝滞，积于体内而成有形肿块。

中医将其分为肝郁气滞、冲任失调、脾虚痰凝、肾虚血瘀四类。以上类型均可使用蜂蜡疗法。

（2）西医病因病理

西医认为本病病因尚未明确，多认为本病与以下因素有关。

内分泌失调：机体因卵巢疾病、月经不调、肝功能障碍以及甲状腺疾病等可引起黄体生成素分泌量降低，使得雌激素相对于黄体生成素增加，而致本病发生。若有长期的雌激素摄入过量亦可致本病发生，如避孕药等。

情绪：本病可因精神不佳、易紧张激动等不良精神状态影响形成，也可因休息不足而引起。

生活习惯或人为因素影响：不良生活习惯，如饮食不节（过食高脂类食物、吸烟、饮酒等）、穿衣过紧等均可造成本病的发生。人工流产、产后不进行哺乳、高龄不孕等人为破坏机体平衡因素亦可致使本病发生。

3. 临床表现

患者乳房一侧或双侧有胀痛或刺痛感觉，可于患者单侧或双侧触及个数不等的肿块，肿块形状不一、表面光滑、质地偏硬、常有触痛，推之可动。症状与月经周期及情绪变化有关，可兼见月经失调症状。少数患者可见乳头溢液。

4. 临床诊断

本病病程长，多见于青中年女性，常伴有月经失调以及流产史。

患者随月经周期出现乳房单侧或双侧有疼痛感，可触及肿块，有触痛感，肿块数量、大小、形状不一，质地稍硬，与其他组织分界不清但无粘连。

有时可从乳头流出少量淡黄色、咖啡色或血性分泌物。

活体组织细胞学检查有助于诊断。

B超、X线检查均可见增生病灶。

（二）蜂蜡疗法在乳腺增生中的应用

蜂蜡疗部位：胸部、全身。

辅助疗法：重点穴位按摩及涂抹蜂肽水。

使用产品：蜂蜡胸部巢套盒、蜂蜡布、蜂蜡块、草本蜂乳。

时间与疗程：每日治疗1次，每次40分钟，7次为一个疗程。

后续疗程 1~2 天一次。

（三）口服产品

蜂胶、壳寡糖、盐藻、雪莲、黄精、玉竹、海洋鱼胶原蛋白。

五、不孕症

（一）不孕症概述

1. 概念

不孕的医学定义为一年以上未采取任何避孕措施，性生活正常而没有成功妊娠，主要分为原发不孕及继发不孕。原发不孕为从未受孕；继发不孕为曾经怀孕以后又不孕。根据这种严格的定义，不孕症是一种常见的问题，大约影响到至少 10%~15% 的育龄期女性。

2. 病因病机

（1）中医病因病机

从中医角度认为不孕症的主要病理原因有以下几点：女性宫寒、肾阳虚、肾阴虚、肝郁、痰湿、血瘀、精力和阳气宣散过度、气血亏虚等。

（2）西医病因病理

引起不孕症的病因依次是排卵障碍、输卵管异常、不明原因的不孕、子宫内膜异位症和其他（如免疫学不孕）。另外因素是宫颈因素，包括占所有宫颈因素超过 5% 的宫颈狭窄。

3. 临床表现

不孕症共同的临床表现为夫妻规律性生活 1 年，未避孕未孕。

不同病因导致的不孕症可能伴有相应病因的临床症状。

4. 临床诊断

结合患者的临床表现、病史以及各种实验室检查进行诊断。

（二）蜂蜡疗法在不孕不育中的应用

蜂蜡疗部位：子宫卵巢、全身。

蜂蜡疗取穴：主要由气海、石门、关元、中极、曲骨等穴位组成的治疗区域。

使用产品：蜂蜡布、蜂蜡块、草本蜂。

时间与疗程：每日治疗 1 次，每次 40 分钟，7 次为一个疗程。后续疗程 1~2 天一次。

（三）口服产品

壳寡糖、盐藻、雪莲、雨生红球藻、玛卡、蜂王胎或雄蜂蛹、黄精、玉竹。

第十六章 男科

一、前列腺增生

（一）前列腺增生概述

1. 概念

前列腺增生是以尿频、排尿困难和尿潴留等症状为主要临床表现的一类病证。本病又称为良性前列腺增生症或前列腺肥大，属于中医"癃闭"范畴。本病多发于老年男性，严重者有可能引发肾衰竭。

2. 病因病机

（1）中医病因病机

中医认为本病多因年龄增长而致阳气不足，气血虚弱，使得血行不畅，久阻经络成瘀，且津液受虚火蒸灼成痰，瘀痰同阻尿路，以致本病而成。本病与多脏腑功能失调有关，肺失清肃，则水湿停积，水道不通；脾肾气虚，无力运化水湿，内停化痰，阻滞尿路；膀胱受外邪侵犯，湿热瘀积，气化不利，瘀阻三焦；肾阳不足，致使膀胱无力传送，均可致本病发生。

中医将本病分为湿热下注、气滞血瘀、脾肾气虚、肾阳衰微、肾阴亏虚五类。以上类型均可使用蜂蜡疗法。

（2）西医病因病理

针对本病病因西医目前尚未明确，多认为与体内性激素水平紊乱有关，发病基础为年老化功能衰退。伴随男性进入老龄，体内性激素水平发生改变，前列腺组织中的双氢睾酮增加，雌激素水平增加，经过上皮、基质以及各种因子的作用，使前列腺增生。

増大的腺体使尿道弯曲、伸长、受压，成为引起排尿困难或梗阻的机械性因素。前列腺内丰富的 α 肾上腺受体的平滑肌收缩是引起排尿困难或梗阻的功能性因素。

3. 临床表现

本病大多为 50 岁之后出现症状，早期症状多为尿频，夜间最为明显。本病以排尿困难为最重要的临床表现。同时可出现血尿、尿路感染等相关症状。当患者饮酒、受凉、劳累时，使前列腺突然充血水肿，会出现急性尿潴留。

4. 临床诊断

本病多发于老年男性。临床症状早期为尿频，夜间甚。排尿困难为最重要的表现，还会出现血尿、尿潴留、尿路感染等相关症状。

直肠指诊可于直肠前壁触及增生的前列腺。B 超检查可见增生的前列腺。以观察前列腺的形态、结构、体积和测定剩余尿。膀胱镜、排泄性尿路造影等检查，对诊断本病有帮助。

（二）蜂蜡疗在前列腺增生中的应用

蜂蜡疗部位：腰肾部、全身。

蜂蜡疗取穴：主要由气海、石门、关元、中极、曲骨等穴位组成的治疗区域。

使用产品：蜂蜡布、草本蜂乳。

时间与疗程：每日治疗 1 次，每次 40 分钟，7 次为一个疗程。后续疗程 1~2 天一次。

（三）口服产品

蜂胶、壳寡糖、雨生红球藻、玛卡、油菜花粉、鱼油、蛹虫草。

二、阳痿

（一）阳痿概述

1. 概念

阳痿是指青壮年男子，虽有性欲但阴茎不能勃起，或虽能勃起但不能维持足够的硬度，或不能持续一定时间而不能进行正常性交的一种病症。

2. 病因病机

（1）中医病因病机

中医学认为，本病多因恣情纵欲、手淫而致肝肾精亏；劳力过度、思虑过度，或后天失养而致心脾两虚；抑郁、恐惧而致肝气郁结；纵酒、嗜食肥甘厚味，滋生湿热而引发。

中医辨证将本病分为命门火衰、阴虚火旺、心脾两虚、肝气郁结、恐惧伤肾、湿热下注。除湿热下注外，其他五型均适合于蜂蜡疗法。

（2）西医病因病理

西医学根据阴茎勃起的程度分为两型：即功能性（精神性）阳痿与器质性阳痿。功能性阳痿常与患者的情绪、周围环境有关，往往在睡眠中膀胱充盈或受到性刺激时阴茎正常勃起，但男女性交时突然变软而性交失败，此类患者约占85%~90%。器质性阳痿的特点是阴茎无论在性刺激或任何情况下均不能勃起，或阴茎痿软呈持续性和进行性加剧，约占临床病例的10%~15%。

3. 临床诊断

（1）功能性阳痿

生殖器发育正常，对性刺激有反应；阴茎勃起强度测量带测试正常；夜间或清晨非性交时间可有正常勃起，性欲和射精正常；血清睾酮测定正常；在男女性交时突然变软而性交失败。

（2）器质性阳痿

在性刺激或任何情况下均不能勃起，或阴茎痿软呈持续性和进行性加剧。

（二）蜂蜡疗在阳痿中的应用

蜂蜡疗部位：腰肾部、全身。

蜂蜡疗取穴：主要选取腰脊下穴区、关元穴区。命门火衰证选用腰脊下穴区、关元穴区；阴虚火旺证加背俞下穴区、三阴交穴区；心脾两虚证加背俞中穴区、三阴交穴区；肝气郁结证加背俞中穴区；恐惧伤肾证加背俞下穴区。

使用产品：蜂蜡布、蜂蜡块、草本蜂乳。

时间与疗程：每日治疗 1 次，每次 40 分钟，7 次为一个疗程。后续疗程 1~2 天一次。

（三）口服产品

蜂王浆、壳寡糖、盐藻、杜仲、玛卡、蛹虫草、人参、枸杞。

三、早泄

（一）早泄概述

1. 概念

早泄指男性射精提早，即阴茎未入阴道即射精，或抽插不满15次而射以致不能进行正常性交的一种病症，是男子性功能障碍的常见疾病。

2. 病因病机

（1）中医病因病机

中医学认为，本病常因房事不节或手淫过度，致肾气亏虚，肾阴不足，相火妄动或湿热下注，流于阴器；肝气郁结，疏泄失职，或大病、久病、思虑过度，致心脾两虚，肾失封藏，固摄无权而引起。

中医将本病分为阴虚火旺、肾虚不固、心脾亏虚、肝郁气滞、湿热下注。除湿热下注外，其他四型均适合于蜂蜡疗。

（2）西医病因病理

早泄的实质，是指射精发生于男子的意愿之前，即患者在性活动中持续或经常地缺乏对射精的合理、随意的控制能力。从根本上说是射精所需的刺激阈太低，以致一触即发。西医学认为，射精是由一系列复杂动作呈连锁反应出现，其机制是复杂的。引起早泄的原因很多，大多为功能性的，器质性的临床少见。临床上长期手淫、纵欲过度是常见因素之一，其次是心理因素及泌尿生殖道炎症等。

3. 临床诊断

阴茎未入阴道即射精，或抽插不满15次而射精，即可诊断。

（二）蜂蜡疗在早泄中的应用

蜂蜡疗部位：腰肾部、全身。

蜂蜡疗取穴：主要选取腰脊穴区、关元穴区。肾虚不固证用腰脊穴区和关元穴区；阴虚火旺证加用内踝穴区；心脾亏虚证加用背俞中穴区、三阴交穴区；肝郁气滞证加用背俞中穴区。

使用产品：蜂蜡布、蜂蜡块、草本蜂乳。

时间与疗程：每日治疗 1 次，每次 40 分钟，7 次为一个疗程。后续疗程 1~2 天一次。

（三）口服产品

蜂王浆、壳寡糖、盐藻、玛卡、蛹虫草、黄精、葛根、杜仲、雄蜂蛹。

四、遗精

（一）遗精概述

1. 概念

遗精泛指非性交或手淫状态下发生的射精行为。遗精本属自然生理现象，是男子性成熟的重要标志。但遗精次数增加，并伴随某些性功能改变及神经精神症状者，便属病理现象，称为病理性遗精症。

2. 病因病机

（1）中医病因病机

中医学认为，由于早婚，房事太过，肾精失于封藏，致真阴耗损，相火炽盛，干扰精室，导致梦遗；阴损及阳，肾气亏损，精关不固，以致滑精；或过食肥甘厚味，饮酒过度，损伤脾胃，湿热内蕴，下注精室而引起遗精滑泄；或素体虚弱，肾精不足，心阴亏损，工作过劳，心阴耗伤，损及于肾，致心火与肾水不能相互交济，虚火干扰精室，引致梦遗；或素体亏虚，下元亏损，气不摄精，心肾不交，相火炽盛，经久不愈，损及于肾，致精关不固，滑精频作。有梦而遗者名为梦遗；无梦而遗，甚至清醒时精液自行滑出者为滑精。有梦而遗往往是清醒滑精的初起阶段，梦遗、滑精是遗精轻重不同的两种证候。

中医辨证将本病分为阴虚火旺、肾虚不固、心脾亏虚、心肾不交、湿热下注。除湿热下注外，其他四型均适合于蜂蜡疗。

（2）西医病因病理

西医学认为，遗精的原因大多为大脑皮层的抑制过程减弱，性中枢的兴奋性增强，以及因生殖系统的某些疾病所致。由于性的要求过分强烈而不能克制，特别是在睡眠前思淫引起性兴奋，长时间使性活动中枢神经受到刺激而造成遗精（如手淫过频，经常读淫书、淫画，导致冲动而发生遗精）；体质虚弱，各脏器的功能不够健全，如大脑皮层功能不全，失去对低级性中枢的控制，而勃起中枢和射精中枢的兴奋性增强，也会发生遗精；性器官或泌尿系统的局部病变，如包茎、包皮过长、尿道炎、前列腺炎等，这些病变也可以刺激性器官而发生遗精。

3. 临床诊断

不性交而精液自行遗泄，包括梦遗与滑精。

（二）蜂蜡疗法在遗精中的应用

蜂蜡疗部位：腰肾部、全身。

蜂蜡疗取穴：主要选取背俞下穴区、关元穴区。阴虚火旺证加用内踝穴区，肾虚不固证加用腰脊下穴区，心脾亏虚证加用背俞中穴区、三阴交穴区，心肾不交证加用背俞上穴区、背俞中穴区。

使用产品：蜂蜡布、蜂蜡块、草本蜂乳。

时间与疗程：每日治疗1次，每次40分钟，7次为一个疗程。后续疗程1~2天一次。

（三）口服产品

壳寡糖、盐藻、蛹虫草、鹿鞭、黄精、诺丽、雄蜂蛹。

第十七章 耳鼻喉科

一、鼻炎

（一）鼻炎概述

1. 概念

鼻炎即鼻腔炎性疾病，是病毒、细菌、变应原、各种理化因子以及某些全身性疾病引起的鼻腔黏膜的炎症。鼻炎的主要病理改变是鼻腔黏膜充血、肿胀、渗出、增生、萎缩或坏死等。

2. 病因病机

（1）中医病因病机

中医认为鼻炎多因脏腑功能失调，再加上外感风寒，邪气侵袭鼻窍而致。此病往往缠绵难愈，一则是正虚而邪恋，二则是外邪久客，化火灼津而痰浊阻塞鼻窍。因此本病以五脏六腑功能失调为本，主要包括肺、脾、肾之虚损。脾属土，为肺之母，脾虚则肺之生源化绝而肺虚；肾属水，金水互生，且肺纳气归于肾，二者互相影响。因此，治疗鼻炎，先需治本，重点是温补肺气、健脾益气、温补肾阳。正气是祛邪的基础，扶正即所以祛邪。治鼻炎如此，治疗其他大病亦如此。

中医辩证认为由于脏腑功能失调、外感风寒、邪气侵袭导致的鼻炎适合用蜂蜡疗。

（2）西医病因病理

气候变化：当气候变化较大时，无论是骤凉、骤热，均易使鼻黏膜受到刺激而引起鼻炎。

环境因素：大气污染严重超标，空气中的有害物质直接刺激鼻腔黏膜而成为引起鼻炎高发病率的主导因素（30%~40%）。

遗传因素：有变态反应家族史者易患此病。患者家庭人员多有哮喘、荨麻疹或药物过敏史。

鼻邻近器管病变：如扁桃体炎、咽炎、腺样体炎等病变炎症。

3. 临床表现

（1）症状

鼻塞：鼻塞特点为间歇性。在白天，天热、劳动或运动时鼻塞减轻，而夜间，静坐或寒冷时鼻塞加重。鼻塞的另一特点为交替性。如侧卧时，居下侧之鼻腔阻塞，上侧鼻腔通气良好。由于鼻塞，间或有嗅觉减退、头痛、头昏、说话呈闭塞性鼻音等症状。

多涕：常为黏液性或黏脓性，偶成脓性。脓性多于继发性感染后出现。

嗅觉下降：多为两种原因所致，一为鼻黏膜肿胀、鼻塞，气流不能进入嗅觉区域；二为嗅区黏膜受慢性炎症长期刺激，嗅觉功能减退或消失。

头痛、头昏：慢性鼻窦炎多表现为头沉重感。

全身表现：多数人还有头痛、食欲不振、易疲倦、记忆力减退及失眠等。

（2）鼻炎的种类

鼻炎症状有很多种，依据鼻炎的种类和症状不同分为如下以类。

慢性鼻炎：长期间歇性或交替性鼻塞，导致头晕脑胀，严重影响睡眠、工作和学习。黏脓性鼻涕常倒流入咽腔，出现咳嗽、多痰。

急性鼻炎：初期 1~2 天。患者常有全身不适、畏寒、发热、食欲不振、头痛等。鼻腔及鼻咽部干燥、灼热感，鼻内发痒，频发喷嚏。急性期 2~5 天，原有症状加重，成人体温 38℃左右，小儿高达 39℃以上，常因高热出现呕吐、腹泻、昏迷，甚至抽搐。

药物性鼻炎：长期使用各种伤害鼻黏膜的鼻炎药物或激光、手术，导致鼻腔持续性鼻塞，时常流鼻血。

萎缩性鼻炎：呼吸恶臭、鼻腔分泌物呈块状、管筒状脓痂，不易擤出，用力抠出干痂时，有少量鼻出血。其常被误以为是感冒的初期鼻炎。

4. 临床诊断

鼻塞为交替性和间歇性特点，结合临床检查确诊。

鼻塞特点为间歇性。在白天，天热、劳动或运动时鼻塞减轻，而夜间，静坐或寒冷时鼻塞加重。

前鼻镜检查：鼻黏膜充血、肿胀，下鼻甲充血、肿大，总鼻道或鼻底有较多分泌物，初期水样，以后逐渐变为黏液性、黏脓性或脓性。

（二）蜂蜡疗在鼻炎中的应用

蜂蜡疗部位：面部、全身。

辅助疗法：重点穴位按摩。

近端穴位：人中、迎香、攒竹、太阳。

远端穴位：内关、液门。

使用产品：蜂蜡布、蜂蜡块、草本蜂制精华素、蜂肽膏。

时间与疗程：每日治疗 1 次，每次 40 分钟，7 次为一个疗程。后续疗程 1~2 天一次。

（三）口服产品

蜂胶液、盐藻、雨生红球藻、蛹虫草、人参、枸杞。

二、咽炎

（一）咽炎概述

1. 概念

咽炎为咽部的非特异性炎症，是各种微生物感染咽部而产生炎症的统称，可单独存在，也可与鼻炎、扁桃体炎和喉炎并存，或为某些疾病的前驱症状，可分为急性咽炎和慢性咽炎。

本病中医里一般不作为独立疾病，而是作为其他脏腑疾病的并发症出现，需要寻根而治。

中医辨证认为由风热、风寒、肺肾阴虚、肝经郁热、气血瘀阻、痰湿凝结、痰火郁结、脾肾阳虚、阴虚火旺、脾胃火旺导致的咽炎可适用于蜂蜡疗法。

2. 病因病机

（1）中医病因病机

中医认为，咽炎是由于内外邪毒结聚、经脉不通而致的以咽喉部红肿疼痛，或有异物感，或有颗粒状突起为主要特征的咽喉部疾病。

（2）西医病因病理

本病主要为病毒和细菌感染。多由飞沫或直接接触而传染。人体的咽部为鼻腔和口腔后面的孔道，可分为鼻咽、口咽和喉咽三个组成部分。咽部富含淋巴组织，它们聚集成团称扁桃体。正由于咽部富含淋巴组织，因此咽部是人体阻挡病原体，尤其是病菌入侵的主要门户之一。但由于咽部结构复杂，易于沉积食物残渣等异物，因此细菌较易在人的咽部停驻、繁殖并引起炎症。

另外，全身抵抗力减弱，如疲劳、受凉、烟酒过度等常是本病的诱因。此病亦可继发于感冒或急性扁桃体炎。急性咽炎反复发作或治疗不彻底，以及邻近器官病灶刺激如鼻窦炎、扁桃体炎、鼻咽炎、气管炎等可发展为慢性咽炎。烟酒过度、辛辣食物、烟雾、粉尘及有害气体刺激亦为常见病因。

3. 临床表现

（1）慢性肥厚性咽炎

咽部不适、疼痛、痒或干燥感，时有灼热感、烟熏感、异物感等；刺激性咳嗽，晨起用力咳出分泌物，甚至恶心。

咽黏膜增厚，暗红色，有小血管扩张，咽后壁有颗粒状淋巴滤泡增生散在突起，甚至融合成片。咽侧索增厚，两侧呈条索状向咽腔突起。咽后壁可有黏稠或黏脓性分泌物。

（2）链球菌性咽炎

此为急性咽炎中最为严重的类型，是由 A 组乙型链球菌感染所致，可导致远处器官的化脓性病变，亦称为急性脓毒性咽炎。起病急，初起时咽部干燥、灼热，继之咽痛，空咽时咽痛往往比进食时更加明显，严重者伴有畏寒、高热、头痛、全身不适、食欲不振、背及四肢酸痛。咽痛逐渐加剧，根据炎症侵及的部位可引起相应的症状。咽侧索发炎时引起吞咽困难、疼痛，伴有耳痛、舌根淋巴组织发炎，则有剧烈的灼痛或刺痛，并向两耳放射。波及咽鼓管时则有耳闷、耳鸣及重听现象。如病变侵及喉部，则有咳嗽、声嘶、呼吸困难等症状。小儿病情重，可发生惊厥。

（3）慢性单纯性咽炎

全身症状均不明显，而以局部症状为主。各型慢性咽炎症状大致相似，且多种多样，如咽部不适感、异物感、痒感、灼热感、干燥感或刺激感，还可有微痛等，主要由其分泌物及肥大的淋巴滤泡刺激所致，使患者晨起时出现频繁的刺激性咳嗽，伴恶心。一般无痰或仅有颗粒状藕粉样分泌物咳出。

（4）急性咽炎

急性咽炎起病较急，常与急性鼻炎同时发生。初觉咽干、瘙痒、微痛、灼热感及异物感，继而有咽痛，多为灼痛，吞咽时尤重。疼痛可放射至耳部。上述局部症状多见于成年人，而全身症状较轻或无。而幼儿及成人重症患者，可伴有较重的全身症状，如寒战、高热、头痛、全身不适、食欲不振、口渴和便秘等，甚至有恶心、呕吐。

4. 临床诊断

根据症状、体征即可确诊。

（二）蜂蜡疗在咽炎中的应用

蜂蜡疗部位：面部、全身。

蜂蜡疗取穴：照海、少商、丘墟、商丘、鱼际、尺泽、曲池、内关组成的治疗区域。

使用产品：蜂蜡布、蜂蜡块、草本蜂制精华素、草本蜂乳。

时间与疗程：每日治疗1次，每次40分钟，7次为一个疗程。后续疗程1~2天一次。

（三）口服产品

蜂胶液、蜂王浆、壳寡糖、蛹虫草、人参、枸杞、百合、雪梨、雨生红球藻。

将"蜜"钥握在手中

改完最后一章节的文字，已经是凌晨 3 点了，想到这本书即将出版，心里忐忑又兴奋。把蜂蜡在人体的应用从实践到理论，再到实践完善并推广使用，于我而言经历了 18 年。

2005 年，我接触到蜂蜡疗，在心里种下了发展蜂蜡疗的种子，之后，我多次到业内从业者中调研学习交流，更是得到了王金庸教授和广州中医药大学李万瑶教授的诸多指导。真正从蜂蜡疗法中受益，并下决心梳理出理论是在 2010 年左右，在一段时间里，我的身体以及我亲友的身体都因为蜂蜡疗得到了很好调理，对我梳理理论和实践提供了极大的帮助。那段时间，我常常和业内同仁一起，试图把蜂蜡疗技术产业化，但受实力和理念的诸多限制没有达到目标。

2016 年，我的右腿十字韧带折断重建，整条腿肿得丝毫不能动，业内同仁听说后把蜡锅、蜡布一整套寄到我家中，对康复起到了明显的促进作用。手术一个月后我就带着拐杖上班了，感谢之余，再次坚定了推广蜂蜡疗的决心。

任迪维先生是我二十几年的朋友，我多次将我在蜂蜡应用上的思路和产业化的想法说给他，游说他。最终，在疫情及网络营销对实体店铺的双重打击下，他接受我的想法，带着他的团队在最短的时间内，完善并实现了产业化。团队中徐昌翻、牛逢春、陈华、刘丹、苏炜、张文娟、汪旦、王东超、刘海文和王永军等人对材料的梳理和理论的实践都作出了很多贡献，但由于版面有限就不一一列举，一并致谢。

蜜蜂产业从业人数估计不会超过 100 万人，像任迪维先生这样投身产业，并不断吸收精华并使之产业化的企业家屈指可数。我非常敬佩他的睿智和敬业精神，同时也清醒地意识到，成功的企业家常常受天时、地利、人和各种条件制约，非常稀缺。蜂蜡疗法的产业化的可贵之处在于：作为一种良好的体验，为消费者解决病痛的同时，为消费者认识并喜爱蜂产品提供了一把开门的金钥匙。

还要感谢本书的策划编辑黄春雁老师。黄老师十几年来一直着力策划一本蜂产品养生的书，是他严谨求实又锲而不舍的精神，最终促成了这本书的出版。他对章节、用图都给出了很多中肯的建议。

黄少华老师对本书的出版贡献良多，孙奕良、孙佳音两位同事参与了相关工作，在此一并感谢。

最后要感谢本书的合作者徐峰教授。徐教授对蜂疗有很深研究，她对蜂疗深沉的爱给了我很多力量，在与她相识的二十多年里，她的开拓进取、不畏困难的精神不断鼓舞着我，就像我心中的一面旗帜。

由于时间仓促，精力有限，这本书中的不足之处，希望读者不吝赐教，我们一同把理论升华并付诸实践。希望这本书能进一步促进蜂蜡疗法的产业化，愿更多的人从中受益。这是我唯一的目的。

李海燕

2022 年 11 月于北京

附录

参考文献

参考文献

[1] 芦玥 . 蜡疗 [M]. 北京：科学出版社，2014.

[2] 闫小宁 . 皮肤病蜡疗法 [M]. 北京：中国医药科技出版社，2018.

[3] 何天有 . 实用中医蜡疗学 [M]. 北京：中国中医药出版社，2012.

[4] 臧俊岐 . 人体经络穴位按摩大全 [M]. 南昌：江西科学技术出版社，2017.

[5] 郭芳彬 . 蜂产品医疗保健 500 问 [M]. 北京：中国农业出版社，2005.

[6] 张中印，李建科 . 神奇的蜂产品 [M]. 北京：农村读物出版社，2009.

[7] 赵鹏 . 零基础学会推拿按摩 [M]. 南京：江苏凤凰科学技术出版社，2019.

[8] 韩巧菊，李海燕 . 蜂产品功效及蜂疗实践 [M]. 北京：中国农业科学技术出版社，2014.